目の異常、そのとき

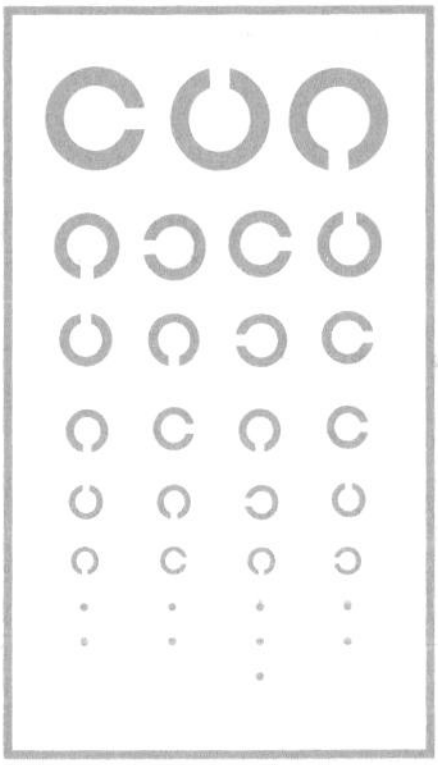

井上眼科病院院長
若倉雅登

人間と歴史社

はしがき

「実感的眼科診療」について

人はみな、職業を持ち、それで糊口《ここう》を凌《しの》ぎ、暮らしを立ててゆく。仕事にどっぷり浸かり、昼夜を置かずに仕事をし、仕事のことばかり考え、なんだか仕事のために生き、仕事が人生そのものであるように見える人もいる。そうかと思うと、仕事は単に糊口を凌ぐ手段で、自身の人生観や生活は別のところにあるように見える人も多くいる。

私の場合はどうかというと、三十五年の間、眼科医として大学病院や一般病院、そして現在の眼科専門病院で臨床に携わってきたことは事実だ。だが、上の二種類のどちらにもなれずにやってきたように思える。

本書の最後に述べたように、自身の子供時代の病気が医師になった原風景であった気もするし、医師になってからも自身の生活の中に自分の病気が勝手に入りこんできたりもして、それらが眼科医という医師の仕事の姿勢にかなりの影響を与えていることは間違いない。

つまり私を、「病気」そのものより、病気を有している人の自覚症状や心的葛藤や、病気や症状との付き合い方といったものに関心がいくようにさせた要因がここにあると思う。そして、こういう関心の先では、現代の病気中心の医学教育や臨床現場がどこかおかしいと感じ、もっともっと患者さんの訴えや辛さに直接した「実感的診療」が行なわれるべきではないかという、大袈裟《おおげさ》に言えば私の「現代臨床医学批判」につながっていると自己分析している。

また、私は図らずも「神経眼科学」という、眼科の中でもやや異端的領域が専門であり、本来外科学的性癖のある眼科学という医学を、いつの間にか「別の角度」から見る習慣ができた。外科学的性癖とは、悪いものは取り去り、新しいものを入れるというような割り切った考え方で、その途中の過程やそういう治療を受ける人の心理などをあまり執念深く考えない、あっさりとした性癖のことである。

そして、「別の角度」というのは、脳や全身を、眼と同様、あるいはそれ以上の比重で考えながら、眼球や視覚のことを俯瞰《ふかん》的に見るスタンスのことである。私はこのように、眼科の本流から見れば、ずいぶんと変な眼科医であるかもしれない。

だからというわけでもないだろうが、自分の職業である臨床眼科医を日々していると、不満足なことが多々ある。悩みも多々ある。それは、実感的眼科診療をするには、相当な時間とエネルギーが必要だが、それらが足りない。病院での診療は、病院として採算が合わなければいけないし、患者さんも従来的診療に慣らされて、それを無批判に受け入れている人も多くある。

つまり、病気中心の従来的診療に圧迫されてしまい、自分がやりたいと思う「実感的診療」がちっとも実現しないし、あまり評価もされないからである。

評価なんかどうでもいいではないかという向きもあろうが、私も人間、少しは誉められないと、やる気も、エネルギーも湧いてきようがない。

それなら、こうした診療が十分できないぶん、患者さんの実感を主題にしたエッセイを書くことで、「実感的診療」の重要さを多くの方々に再認識してもらい、そういう診療を間接的ながら紙上でやってみようと目論《もくろ》んだのが本書である。

本書は、よくある一般向けの病気の解説書ではまったくない。便宜上、話題に利用した病名の副題もつけてあるが、読んでいただければわかるとおり、その解説を主にしたものではなく、病気はむしろ料理の妻に使わせていただいただけである。

病気や症状のある人々の感じ方、それを取り巻く環境をできるだけ浮き彫りにし、なぜそうなるのか、どう考えればよいのか、どう対応するのがいいのか、ちょっと変な眼科医、神経眼科医が、できるだけ患者さんに寄り添いながら解き明かそうと試みたものだと考えていただければよい。

同名のタイトルで、平成二十一年から二十二年の一年間、東京の通信社からの配信で徳島新聞、北海道新聞に掲載された五〇回の連載コラムに手を入れ、これに眼科コメディカルスタッフ向けの月刊誌『眼科ケア』（メディカ出版）に平成十八年から続けている連載「私の提言・苦言・放言」からの一部を修正加筆した数項目、さらに新たに書き下ろした数項目を加えて、今回の上梓の運びとなった。

連載中から激励、御助言をいただき、今回の出版に結びつけて下さった「人間と歴史社」の佐々木久夫代表に深甚なる謝意を申し述べる。

若倉　雅登

目の異常、そのとき――目次

はしがき 1

二重の線が……甲状腺眼症 13
まぶたに虫が這う？……眼瞼ミオキミア 16
眼瞼下垂で抑うつ？……眼瞼下垂 19
まつ毛の功罪……睫毛内反 22
目が乾く……シェーグレン症候群 25
涙があふれ出る……涙道閉鎖 28
朝だけ結膜炎？……結膜充血 31
ドライアイと間違える眼瞼けいれん……眼瞼けいれん 34
顔面神経痛ってある？……顔面神経の病気 38
自動絞りが壊れた……瞳の病気 41

時代は手術適応も変える……間欠性外斜視 44
そんなこと言われたくない……身体醜形障害 47
成人でも斜視手術ができる？……大人の斜視 50
横目のゆうちゃん……先天眼振 53
むずかしい課題……外転神経麻痺 56
ウインクする病気なんてある？……下斜筋過動症 60
片目の地震……上斜筋ミオキミア 63
老眼と言われたくない……老視 66
近視大国日本……強度近視① 69
遠くが二つに見える……強度近視② 72
近視がどんどん進む……円錐角膜 78
目にゴミが入った？……単純ヘルペス角膜炎 81
目の日焼けにご注意……結膜と角膜の障害 84
（その一）痛くて目が開けられない／（その二）白目が黄色くなってきた
してよかった白内障手術……白内障 88

しないほうがよかった白内障手術①……白内障 91
しないほうがよかった白内障手術②……白内障 94
多焦点眼内レンズ……白内障 97
こわいタイプの緑内障……緑内障 100
投網をかける健診……緑内障 103
七十歳代の緑内障初期……緑内障 106
目の中を蚊が飛ぶ……生理的飛蚊症 110
光が走る……光視症 113
メガネを強くすれば……糖尿病網膜症 116
おそろしい眼底出血……網膜中心静脈枝閉塞 119
日にちぐすり……網膜中心動脈閉塞 122
黄斑にもシワができる……黄斑上膜 125
黄斑病変と最新テレビ……加齢黄斑変性 128
ホラー映画まがいの体験……網膜色素変性 131
富士山が見えない……錐体ジストロフィー 134

お饅頭……裂孔原性網膜はく離　137
目の息が続かない……虹彩炎　140
眼の寿命と目姿……ベーチェット病　143
助けてくれるのは若い人……ベーチェット病　146
眼が不自由で転倒事故……原田病　149
信用できないカレンダー検査……特発性視神経炎　152
頭で視野を組み立てる……視神経症　155
インフルエンザ予防接種の副反応……小児の視神経炎　158
子どもとキャリーバッグ……視神経症　162
遺伝子病は永遠の課題……レーベル遺伝性視神経症　165
たまたま見つかった視野異常……視神経低形成　168
まばたきが多くなった……チック　171
ウソをつくとまばたきが増える……詐盲　174
過密スケジュール……転換障害　177
拡大する光……光視症　180

マイナスの処方……抗不安薬の眼副作用 183
コンタクトにご注意……アカントアメーバ角膜感染症 187
声が小さくなっちゃう……片側顔面けいれん 193
子どもの角膜を傷つける親……ミュンヒハウゼン症候群？ 197
障害者にならない障害者……下向き眼振 201
素敵なデザイン眼帯……動眼神経麻痺 204
ぜいたくをいうな！……回復不能な眼筋麻痺 208
片目をつぶる……術後不適応症候群 213
ものが見えた人生と見えない人生と……視神経萎縮 218
感覚器の憂鬱……網膜剥離手術後の複視 222
目に異常がないのに痛い……身体表現性障害 228
犯罪のにおい……メチルアルコール中毒 232
結果的過失……術後角膜感染 237
わたしの病気の履歴書 242

目の異常、そのとき

二重の線が

甲状腺眼症

診察室で助手をしてくれる女性が、なぜかそわそわして耳元でささやく。

「次はタレントのYさんです」

名前に心当たりはないが、たしかにどこかで見たことのある三十代の女性が入ってきた。左の上まぶたの腫れを訴えて三軒の眼科をまわったが「異常なし」といわれ、困って、友だちに相談したらここを紹介されたという。

「朝起きたら、二重《ふたえ》まぶたの線が変わっていて、メイクではぜんぜんごまかせないんです」

一所懸命に訴える表情から、その深刻さと同時に、彼女の上まぶたの状態がある病気の特徴を示しているのに、私は気づいた。

「甲状腺の状態を知るための採血と、まぶたの裏側の筋肉をＭＲＩで調べてみましょう」

「でも先生、早く治療してもらわないと、あさって撮影の仕事があるのに間に合わないんです。なんとかできませんか」

「勝手だなあ、順序があるだろう」といおうとしたが、彼女の必死さがそれを抑えた。そして、奥の手を出すことにした。

　まぶたを持ち上げる筋肉の周辺に特殊な副腎ステロイド薬を注入する方法だ。この方法は筆者の考案で、一〇年以上前から特定の症例に試み、かなりの成功をおさめるが、つい最近まで学会などに発表していなかったので、まだあまり認知されていない。

　翌々日の診察――。診察室に入ってきた笑顔の彼女は、一昨日とは見違えた。たしかにテレビで見るあの人である。

「きのうあたりからだいぶいい感じ、うれしいです。これで撮影なんとかしのげます。ありがとうございました」

「バセドウ病」と聞くと、両目が飛び出しているのを想像するだろう。しかし、彼女のような軽症例のほうがじつは多い。まぶたが重いとか、疲れるという自覚症状をもつこともあるが、この程度では日々の生活に支障がないのが相場だ。

むかしは少々自覚症状があっても、眼の位置異常や視力低下があるような、重症例以外は治療の対象にしなかった。いまは少しの容貌変化でも本人にとってつらいだろう、ましてYさんはタレントで、外見は生命線に違いないと、患者さんの目線になって可能なかぎり対処するようにしている。これも医学が医者のものから庶民のものになりつつあるひとつの証しであろうか。

まぶたに虫が這う？

眼瞼ミオキミア

長引く目の不快な症状は、ささいでもその人の仕事にたいする意欲を奪ってしまうことがある。

「三週間ほど前からまぶたの下がしょっちゅうピクピクして、気になって気になって、仕事に集中できないんです」

そういって四十歳代の女性Kさんが受診した。だが、診てもどこも動いていない。

「待合室では動いていました。ときどき休むんです」

聞けば、仕事は対面販売員だという。

「お客さんに見られはしないかと、つい話を早く切り上げてしまうようになって」

いつ出てくるかと意識して、手で頬のあたりを押さえてみたり、気後れしてしまって、お客さんに集中できないときがあるというのだ。そのせいで客からは「不親切だ、説明不足だ」といわれ、上司からは「近ごろ成績が落ちた」と叱られるのだという。

私には、もうこの時点でほぼ診断がついていた。

「人は見ているようで、相手の顔をまじまじとは見てませんよ。意外と気づかないものです」

そんな会話しているうちに、

「先生、ほら動きました」

なるほど、下まぶたの一部がムズムズと虫でも這《は》っているかのように動いている。

「ところでKさん、睡眠はよくとれていますか？」

「残業があったり、時間が不規則で睡眠は五時間くらいです」

「これは過労のサインで、病気ではありません。少なくともあと一時間、睡眠を余分にとるようにすればやがて治ります」

だれに起こってもおかしくないこの症状を、専門用語で「眼瞼ミオキミア」という。「ミオ」は筋肉、「キミア」は動きを意味する。ミオキミアを「波動症」と翻訳している教科書も見かけるが、「ミオキミア」のほうが医師の間では通りがいい。過労や睡眠不足などが誘因となるものの、そのメカニズムはよくわかっていない。

かくいう私も、このピクピクが半年以上続いていたことがある。朝起きた当初は静かでも、やがて出現してくる。うっとおしくて仕方がないが、「もう勝手に動いていろ」と居直っていたらいつの間にか消えた。それでも、今日の患者さんの数は予約定数をかなり越えていて「疲れたなあ」と思うようなとき、不意に出現してきたりするからかなわない。だが、疲労のバロメータと思えば健康管理には役立つだろう。ものは考えようだ。

「ピクピクの場所、広がらないでしょうか？」

「もし広がったらわたしの誤診で、別の病気です。なかなか止まらなかったり、広がるならまた来てください。対処法がありますから」

治ったのだろう。Kさんはその後、もう来院することはなかった。

眼瞼下垂で抑うつ？

眼瞼下垂

人や動物の顔に強く反応する「顔細胞」がサルの側頭葉で同定されたのが一九八一年。この細胞は顔のうちでも目にいちばんよく反応する。われわれが人に初めて会ったとき、顔細胞が反応して「目の小さい人」、「目が大きくてきれいな人」などと記憶するのである。

「目が小さい」という場合、眼球が小さいのでなく、たいていまぶた（眼瞼）が下垂していることを指している。ただ、どこまでが個性で、どこからが病的眼瞼下垂か、決めにくいこともある。

ところで、眼瞼下垂は「頭痛」「腰痛」などのように、病名でなく状態名で、さまざまな原因で生じる。先天性もあれば、コンタクトレンズを長期間装用しているうちに筋肉が脆弱化《ぜいじゃくか》することもある。まぶたを持ち上げる筋肉を動かす神経がマヒする病気もあれば、脳動脈瘤《のうどうみゃくりゅう》や重症筋無力症《きんむりょくしょう》といった疾患がかくれていることもある。

　重力に抵抗してまぶたを持ち上げるのはかなりの労作で、若いときなら、上まぶたは約六〇グラムのオモリを持ち上げる力をもつが、五十歳ごろから力が弱まり、だんだん下垂して上方の視野が狭くなる。

　六十六歳のUさんはひとり暮らしだが、近くに娘夫妻が住んでいて、四歳の孫が遊びにくるのが楽しみだ。日曜日、その娘夫婦が出かけるというので、孫のユウキ君を預かり、近所の児童公園につれて行った。「おばあちゃんはここにいるから」とベンチに腰かけていたが、ユウキ君ははしゃぎまわって、すぐにUさんの視野から消えてしまう。

　ジャングルジムの上に登っているユウキ君に気づかなかったのがショックだった。いつの間にか、眼瞼下垂が目立ってきて、まぶたを手で押し上げないと上のほうがよく見えなくなっていたのだ。

　Uさんの診察の結果は、加齢による眼瞼下垂だが、とくに上まぶたの皮膚の余分なたるみのため、まぶたが上から覆いかぶさってくる形になる

「眼瞼皮膚下垂」が主体だった。そのため、上まぶたの皮膚の一部を取り除く手術をしたら、視野狭窄感はなくなった。

まぶたを持ち上げる力が弱まっているのに、むりやり大きく見開こうとすれば、額にシワが寄ったり、頭痛の原因にもなる。

それなら、眼瞼下垂は何でも手術すればいいのか――。

頭痛だけでなく、抑うつ感も出るから早目に手術をしたほうがよい、などと喧伝《けんでん》する形成外科医もいるが、これは科学的根拠が乏しく、ゆき過ぎだと私は思っている。

眼瞼下垂にはいろいろな原因があることは述べたが、その原因を取り除かなければ、やたらと手術をしてもよい結果は得られない。加齢による場合でさえ、まぶたを開ける力も落ちているが、つぶる力も落ちている。だから、手術の適否や方法、手術量はよくよく吟味《ぎんみ》して決めないと、術後に違和感や痛みが出たり、満足ゆかない結果を得る。

毎日使うまぶた――。たかがまぶた、されどまぶたである。

まつ毛の功罪

睫毛内反

長いまつ毛は女らしさを演出するのに格好のアイテムである。そのため女性たちは、つけまつ毛、まつ毛パーマ、まつ毛育毛にと余念がない。しかし、それとは無縁の人もいる。

Aさん（六六歳）のお宅は農業を三世代でやっているが、夫は病気がちで、夫の両親は元気だが以前のようには働けない。そんなわけで、Aさんは一家の中心的存在で、仕事だけでなく、ご主人の病院通いの付き添いに、孫の世話、先ごろはお稽古ごとにも手を出してあわただしい。元気とやる気がとりえで、とても病気になっているヒマはない、と思い極めていたのだが、数年前から「逆さまつ毛」のために、目の充血、涙と目ヤニに悩まされはじめた。

逆さまつ毛が出てくると、目は見えているのに不快感がはなはだしく、さすがのAさんもこれにはまいってしまっている。しかたなく、近所の眼科で二週おきにまつ毛を抜いてもらっていたが、その先生、高齢のために廃業してしまったのだという。そこで「なんとか治す方法はないか」と他県からはるばるやってきた。

診ると下まぶたの皮膚に張りがなく、両まぶたの縁に生えているまつ毛の大半が内側にクルリとカールして、黒目に当たった状態である。これでは黒目に傷がついてうっとおしいのは当然で、「チクチク痛い」「まぶしい」といった自覚症状も伴う。

乳幼児の逆さまつ毛は長ずるとたいていは治るものだが、Aさんのような加齢によるものは自然には治らない。そこで「近所の眼科でこまめに抜いてもらうのもいいですが、思い切って手術をしてしまってはどうでしょう」と話した。

「エッ？　手術ですか。そういう話は前の先生からはありませんでしたけど……」

「手術をしても年数がたつとまたカールしてしまうこともあるのですすめなかったのでしょう。手術はむずかしいものでなく日帰りでできます。しょっちゅう眼科に行く必要はなくなりますから、お忙しいあなたにはいいのではないでしょうか?」

Aさんは、「病院通いが減るなら」と手術を決めたのであった。

まつ毛はホコリや汗が目に入らないようにするために存在するが、ときとしてAさんのようにありがた迷惑な存在にもなる。

古来、日本では「逆さまつ毛」の治癒祈願に「逆さまの松の木」を絵馬《えま》に書いて奉納する風習があった。往時の人びとの病に対する畏敬《いけい》の姿が浮かんでくる。

目が乾く

シェーグレン症候群

近ごろ、「目が乾く」といって受診する人がとても多い。

数年前に夫を失ってから、彼がやっていたアパレル関係の会社の経営を引き継いだUさん（五九歳）も、最近「目が乾いてしょうがない」といってあちこちの眼科に行き、いろいろ目薬を処方されたが、だんだんひどくなるようだと当院を受診した。

「ほんとに調子が悪いんです。もう年だし、子どもも成長しました。子どもたちはみんな自分の好きな方向に進んで、この不況下、会社を継承するつもりはないようなので会社をたたんでもいいのですが。でも、もう少しなんとかならないかと……」

とかなり深刻な訴えである。みるからにつらそうな、目の表情である。

診ると、角膜や結膜の表面は傷だらけで、涙の油成分が少ないのであろう、蒸発も激しいようだ。

涙は涙腺《るいせん》から分泌されるが、悲しかったり、怒ったりして出てくる自律神経と関係の深い分泌や、痛みやまぶしさで出てくる反射性の分泌のほか、目の表面の栄養補給、湿潤、保護のための基礎分泌がある。基礎分泌は一日、二~三ミリリットルとされる。その分泌が何らかの原因で減少すると、目の表面に傷が生じ、乾燥感や異物感を自覚するようになる。

「口も乾きませんか」

ときくと、ペットボトルはいつも用意しておかなければならないほどだという。そこで、涙の分泌の程度を測定したり、採血検査をして、結局、Uさんの診断は「シェーグレン症候群」と決まった。

この病気は、関節リウマチなどに合併することもある難治な自己免疫《じこめんえき》疾患《しっかん》で、日本人では一〇万人前後の患者数が推定されている。

私はこれまでの治療に加えて、涙点（まぶたの縁にある穴）をプラグで詰めて涙の排出を減らしたり、自身の血液を濾《こ》してつくった点眼薬を利用する方法を導入して、かなり改善させることができた。

「近ごろ、目薬を忘れるくらいよくなりました。でも、しばらく忘れていると、やっぱり調子が悪くなりますけど……」

そしてUさんは、「もう少し会社を続けてみることにした」のだと、明るい表情で語った。

コンタクトレンズ使用者の約七割が目の乾燥感を自覚し、日本の「ドライアイ」人口は七〇〇万人以上あると推定する研究者もある。しかし、健常人でも「乾き目」程度の自覚をもつことは茶飯事《さはんじ》であり、それをすべて病気にして治療する必要はない。

長時間パソコン作業をしない、加湿に注意する、ときどき意識的にまばたきするなどで、十分対応が可能だからである。しかし「乾き感」が執拗なときは、Uさんのようなシェーグレン症候群であったり、別項で触れる「眼瞼けいれん」というまったく別の病気がひそんでいる場合もあるから、軽視しないことが大事だ。

涙道閉鎖

涙があふれ出る

中部地方の小都市で、スーパーマーケットでパートをしながら子育て真っ最中のJさん（四四歳）は、悲しくもないのに涙がたまってきて、それがあふれ出てしまうのに困っている。レジなどの業務中も、ティシュペーパーとハンカチはかたわらに置いておく必需品だ。

その涙のことを相談に、何軒かの眼科に相談したが、どの医師も視力を測り、眼球の表面や眼底をみて、「目に異常はないですよ」というのだという。

「花粉症でもあるのでしょう」と、眼薬をもらうこともあるが、いっこうによくならない。ある眼科医からは、「眼が乾くより、濡れているほうがずっといいのですから、文句をいわないで」といわれ、ひどく傷つけられたという。

私のところへ来たときは、もうあきらめ顔だった。

「涙というのはまぶたの縁にある穴（涙点）から涙嚢《るいのう》をとおって鼻に抜けていくのです。泣くと、涙も出るが鼻水も出るでしょう。あなたはそうはならないのですか」

ときいてみると、

「悲しくて泣くことは最近あまりないですが……。そういえば、映画を見て泣いてしまったときも、たしかに鼻水は出ないですね」

という。

そこで、涙の排出路がどうなっているか調べてみたら、道がふさがっていることが検査でわかった。これを治すには、涙嚢鼻腔吻合術《るいのうびくうふんごうじゅつ》という新たな涙の排出路をつくる必要がある。

このような手術ができる眼科医は、非常に減ってしまった。白内障や緑内障、網膜の疾患で手いっぱいということもあるが、視力に直接関係しない病気の治療への関心が薄れてしまっているのも一因であろう。

しかし、両側ともその手術を受けたJさんの反応は、予想をはるかに超えるものだった。

「春になりました。涙があふれなくなって、木々の緑がこんなにきれいなものだったことに感激しています。日々の生活がとても快適で、幸せです」

――と、生活の様子や、町の風景を細かく描写した長い長い手紙が届いた。こんなに厚い手紙をもらったのは、私の人生でもはじめてのことである。

「涙があふれ出る」ことがそれほどつらいもので、見え方の質にもおよぶ大事なものなのだと、改めて認識させられた。

朝だけ結膜炎？

結膜充血

「目が赤い」「目が充血する」といって眼科を受診する人は少なくない。
充血と出血を間違えている人もいる。

「出血」のほうは白目の部分が血の色になるので、誰でもびっくりする。結膜という膜と眼球をつくる強膜（白目）の間に出血するので、血は外にこぼれてくることはまずないが、色にびっくりしてあわてて眼科を訪れる。

眼科医のほうは、この結膜下出血《けつまくかしゅっけつ》は眼の機能には影響しないものだから、病気の仲間には入れない。加齢で弱くなった血管や、やはり加齢で結膜がゆるんで折りたたまれ、それに伴って血管も折れ曲がるので出血しやすくなる。くり返し出血する人も多いが、治療をしなくても一週間ぐらいで消える。

本当の「充血」にもいくつか種類があって、結膜が充血する結膜充血と主として結膜の下にある血管が充血する場合とがある。前者は結膜や角膜の炎症、後者は強膜やぶどう膜の炎症を示唆する。

しかし、「目が赤い」といっても、必ずしも治療すべき炎症があるとは限らない。結膜の血管の状況は個人差も多いし、睡眠不足、疲労、アルコール、点眼の刺激など、いろいろな条件で充血の程度は生理的にも変化する。

朝、目を覚ますと目ヤニが出て充血し、まぶたが腫れぼったくて重い——。そんな症状を訴えてBさん（三五歳）が来院した。

「朝起きると、いつも結膜炎になっているんです」

近くの眼科で抗菌の目薬をもらって点眼したが、状態はぜんぜん変わらないという。だが、診察しても結膜炎の所見はまったくない。

「症状は朝だけですか？」

「はい。でも、顔を洗ったりしたあと、しばらくすると治ってきます」

これで察しはついた。

「眠くなると誰でもまぶたが下がって、目が充血して涙も出るでしょう。それと同じ自然現象です。朝起きたてはまだ休息用の自律神経が優っているので、まるで結膜炎のように充血し、腫れぼったいのです」

自律神経には活動用の「交感神経」と休息用の「副交感神経」があり、ちょうどシーソーのような拮抗《きっこう》した関係になっている。活動中は交感神経の働きでまぶたが上がり、瞳も開いてやる気まんまん、目がぱっちりとして輝いている。ところが、眠くなるとまぶたが落ちて、瞳も小さくなる。

「運転したり、授業を聞いたりしていて眠くなるのは休息用の神経が優ってきているときで、活動用の神経に切り替えねばなりません。『あくび』はその切り替えのために生ずる生理現象なのです。しかも『あくび』は自分の意志ではできませんから、そんなときはつねったり引っぱたいたりして、交感神経を起こすしかないのです」

そんな私の雑談に興味深そうに耳を傾けていたBさんは、「おもしろいですね。帰ってこどもに教えてあげよう」と、早朝限定の結膜炎のことなど忘れて、勇んで帰って行った。

ドライアイと間違える眼瞼けいれん

眼瞼けいれん

Wさん（四八歳）はまじめに化粧品会社に勤務してきて成績も上がり、先ごろ部下八人がいる部署の責任者に栄転した。

友人の、「日本は能力主義になったというが、高能力者ほど年齢をかさねるほど忙しさがどんどん増すのに、給与は時間をもてあましている低能力者と違わない」とのぼやきに、「そうだ、そうだ」と賛同しながらも、自分は仕事をしているのが心身ともにいちばん充実しているのだから、それが給料と思えばいいや、と思っている。

ところが、近ごろ何か目がショボショボと乾く感じがあり、目をつぶりたくなる。外に出るとまぶしく、サングラスなしにはいられない。会社の診療室で乾き目の目薬を処方してもらったが、ぜんぜん効果がない。「更年期障害かしら」とも思ったが、やっぱり目の問題だと思い返して、近所の眼科を受診した。

「なんかショボショボして、目をつぶりたくなってしまうのですが」

と訴えると、

「少しドライアイの傾向はありますが、疲れているのではありませんか」

といって、やはり乾き目用の点眼が処方された。

だが、症状はいっこうに改善しない。それどころか室内でもまぶしくてつらい。眼科を再診すると、今度は「目は異常ないので、メンタルの問題だろう」といわれてしまった。

じつは、三年前から寝つきが悪く、心療内科で睡眠導入薬をもらっている。しかし、目のことを話しても、「それは眼科で診てもらってくれ」といわれるばかりである。

そこで、ネットでいろいろ調べてみたところ、「眼瞼けいれん」という病気に症状がぴったりだとわかり、私のところを受診した。

まぶしそうな表情で目を細め、まばたき試験をすると拙劣《せつれつ》である。

「ご自分の診断どおりですね。一見では誰も病気とはわからないのですが、本人は相当つらいようですよ。生きていたくない、という患者さんもおられますから……」

「はじめてわたしの症状をわかっていただける先生に出会いました」

――Wさんの目から一気に涙があふれ出た。

「そうなんです。この病気をきちんと診断できる眼科医はまだ五人から十人にひとりしかいません」と話し、この病気は眼や眼の周囲に症状が出るが、原因は脳の神経回路が何らかの原因で不調になったためであることを説明した。

「どうですか、ときどきは目のことを忘れるほど調子のよいときもあるでしょう」

「そうなんです、急いで企画書を出すために作業していたり、プレゼンしているときはけっこう目は開いています。でも、反動がひどいのです」

「目が開いているときは、脳にアドレナリンがどんどん出ているときです。でも、ずっと出ていると疲れてしまうのですよ。根本治療はありませんが、睡眠導入剤は最小限にしたほうがよいでしょう。それが原因でこの病気になった人もいますから」

「たぶんわたしもそれですね。よく寝たほうが仕事ができると思って、必要もないのに習慣でのんでいました」

「急に薬をやめると、不安感が出たりしますから徐々に減らしてください。しばらくは病気に付き合う姿勢が必要です。病気の理解からはじめましょう。まぶたを閉じにくくする注射治療など、いろいろな対症療法がありまず」

Wさんは説明用のパンフレットやDVDを抱え、「患者さんの会に入って同病の人同士で情報交換するのも有効ですよ」と紹介した「友の会」にも入るといって、診察室をあとにした。

顔面神経痛ってある？

顔面神経の病気

「先生、目が細くなって、顔面神経痛になってしまいました」

そういってHさん（五四歳）が左頬を押さえながら診察室に入ってきた。

「痛いですか？」

「痛くはないですが、近所の人が顔面神経痛だからすぐに医者に行けというので」

みると、左のほほとまぶた周辺の筋肉が反復してピクピク収縮し、そのたびに唇は上に引っぱられて目は細くなる。ときにはピクピクでなく、長い時間収縮したまま、つまり目が細くなり、顔が引きつったままになったりする。半年以上前からときどき出るという。

「これは左の顔面神経が興奮している状態で、片側《へんそく》顔面《がんめん》痙攣《けいれん》という病気です」

顔面神経は文字どおり、顔の表情をつかさどる運動神経である。顔面痙攣はその神経が脳幹からの出口付近で正常血管の圧迫を受けて起こる。中年期以降の女性によくみられ、車の運転中に出現すると片眼が閉じて使えなくなり、危険でもある。

「運動神経の病変ですから痛みは感じないのです」

と説明するが、顔面神経痛と思い込んでいる彼女にとってはにわかに理解しがたい様子である。ちなみに顔面神経痛は三叉神経痛の俗称で、正確には顔面神経痛という病気はない。しかし、ちまたには顔が歪むとすぐに「顔面神経痛」と誤ったことをいう人がいる。

一方、同じ顔面神経にマヒが起こるのが末梢性の顔面神経麻痺（一九世紀初頭に活躍したスコットランドの解剖学者、チャールズ・ベルの業績にちなんで「ベル麻痺」と通称される）で、痙攣とは反対に、唇は下に曲がり、頬の筋肉が緩んで頬を膨らませることができず、眼は閉じにくくなる。水や汁が口からこぼれやすくなる、口笛が吹けなくなる、なども代表的な症状だ。

顔面神経麻痺の急性期は耳鼻咽喉科などで薬物治療が行なわれるが、だいぶあとの回復期に、顔面痙攣そっくりのピクピクが出現することがある。

この病気は、視力も生命も脅かさないが、不愉快きわまりないと患者さんは悩む。血管圧迫による片側顔面痙攣は脳外科手術で根治するが、再発、顔面変形、難聴などのリスクが若干ある。

最近は、ベル麻痺後のものを含めて、ピクピクする収縮筋を比較的長期間マヒさせる注射療法が比較的安全で主流になってきており、認定を受けた脳外科、眼科、神経内科医などが行なっている。

私も現在、一五〇〇人以上の患者さんを注射療法で治療しているが、おおむね九〇パーセントの人が治療に満足する。

自動絞りが壊れた

瞳（瞳孔）は、虹彩（茶目）の中心にドーナツ状に開いている孔《あな》で、カメラの「絞り」と同じように網膜に当たる光の量を調節している。その瞳にも病気がある。

翻訳業をしているKさん（三八歳）は、都会の喧騒を避けて郊外に移り住んだ。以来、車が必需品になった。あるお天気のよい日、車を運転すると、まぶしくてぼやけることに気づいた。近くの眼科で疲れ目の目薬を処方されたが、症状はいっこうに改善しない。

「左右眼で違いはありますか？」

「まぶしいとき左眼をつぶるといいので、左眼がおかしいのかしら？」

といって、右眼と左眼を交互に手で覆いながら確かめている。

その様子から、私は彼女の左眼の瞳が右に比べて大きく、光に対する反応（対光反射）が弱いことに気づいた。

いくつかの検査をへて、確かな診断がついた。

「緊張性瞳孔《きんちょうせいどうこう》」――。

この状態だと「絞り」の調節が利かず、ピント合わせもうまくいかなくなる。中年女性に多い原因不明の異常で、治ることはないが、たいていは数カ月のうちに慣れて気にならなくなる。

瞳というと、一九九五年に起きた「地下鉄サリン事件」を思い出す。

というのは、事件に遭遇した人たちの瞳がサリンの作用で極端に小さくなったからだ。あの日は、とても天気のよい日であったのに、地下鉄ホームから地上に上がった被害者の多くは、天気が悪く、つまり暗く感じたのだ。通常では起こらないほど瞳が縮んだことで、虹彩にある筋肉の反応にも影響が起きたようである。

何人かの人は、暗くすれば拡がるはずの瞳がそうならなくなってしまった。つまり、自動絞りの機能がおかしくなってしまったのだ。

また同時に、ヒトが本来もっている自動ピント合わせ機構にも異常が生じてしまったケースもある。そうしたことが、視野狭窄感、暗いところで見えにくい、目が疲れるなど、さまざま眼の症状を訴えて、今日でもなお多くの人が来院していることはあまり知られていないことと思う。

日本人は色素が濃いために、瞳の異常に気づきにくい特徴がある。しかし、わずかな異常でも、「見る機能」に影響を与えることを知っておいて欲しい。

時代は手術適応も変える

間欠性外斜視

一流企業で活躍中の男性Iさん（二七歳）は、最近異動があり、ほぼ一日中パソコンに相対している。ところが、夕方になると、頭痛、眼痛、肩こりがして、よく頭痛薬のお世話になるという。

産業医に相談すると、「一度心療内科に行ったほうがいい」といわれた。眼の異常と思うIさんは、当院を受診した。

「一時間したら一五分休むとか、休憩を入れていますか」

「できません。休むのは昼休みだけです」

「一時間に一五分休めというのは厚生労働省の勧告ですよ」

「企業ではムリでしょう」

視力も、左右の眼球にも異常なしである。だが、ある簡単な負荷試験をして、ときどき外斜視になる（専門用語で間欠性外斜視《かんけつせいがいしゃし》）状態が判明した。眼の安静の位置は必ずしも真ん中にあるのではなく、多くは外か内側にずれている。ものを見るとき、脳がそのずれを修正し、眼を真ん中にもってくるのだ。その修正量が多い人は、パソコン作業が長時間になると修正困難になる。

「スポーツは得意でしたか？」

「野球とかサッカーはヘタでしたね」

「それなら、間欠性外斜視は小さいときからあったのかも。学生時代は、長時間勉強するといっても企業ほど忙しくもなく、適当にさぼってますから気づかなかったのです」

　間欠性外斜視は、緊張したり、意識をしていれば両眼視（両眼からの視覚情報が脳に伝達されて統合できる状態）が保たれるが、眠くなったり、疲労すると両眼視を保つことができない。

　Ｉさんは、長時間のパソコン作業で過度の疲労が起こり、どちらかの眼が本来の安静位置である外側に行ってしまって、単眼視になってしまうのだ。だから、この単眼視状態を「外斜視」と呼ぶわけだ。

いまでも眼科の教科書には、「間欠性外斜視は斜視の角度が大きくなければ、様子をみてよい」と書いてある。しかし最近は、パソコン、ケータイなどを非常に多くの時間使用する。それは、生物としての人間にとっては非常に苛酷な、想定外の視覚環境だといえる。

そういう視環境にならなければ、Iさんにも症状は出なかっただろう。

生活形態の変遷は手術適応も変える――。そのことを考えて、私は小児、児童の間欠性外斜視を見つけると、将来のことを考えて手術の選択肢を積極的に示している。これはまだ少数意見かもしれないが、小児のうちに手術を行なったほうが、脳細胞も柔軟で、成人になってからの手術より効果も、適応もはるかによいと考えている。

Iさんが子どものころは、まだそういう考えの医師はいなかった。彼は小児ではないが、まだまだ脳に若さがあるだろう。だから斜視手術の効果は期待できる。なんとか間に合うに違いない。

そんなこと言われたくない

身体醜形障害

時として人は、目に異常がないにもかかわらず、見かけや普通と違うことから、心の傷を負わされることがある。

都内の中学校に通うO君（一三歳）は、友人に目の位置がずれていることを指摘され、斜視手術を希望して母親と来院した。

「どうしました」

ときくと、母親に「ほら、自分でいいなさい」とうながされて、

「斜視を治してもらいたいです」

と訴えは明快で、ストレートである。

眼の位置を調べる方法にはいくつかあるが、どの検査でも正位、つまり眼の位置ずれはない。しかも、両眼で見て立体感や距離感を測る機能（両

眼視機能）も正常で、両眼同時に同じ対象物に視線を向けることができている。

ただ、顔の形状の関係や瞼裂《けんれつ》（上下まぶたが開くと裂隙ができるが、そのことを専門用語で瞼裂とよぶ）の位置の関係で、正面から眼に光を当てたときの角膜反射が、角膜の中央から少しずれて見える。このため、見方によっては、目の位置がずれている印象を与えるかもしれない。

この状態を「偽斜視」という。とくに日本人の乳幼児では、まだ鼻が低く、左右の内眼角（まぶたの内側の角）間の距離が相対的に長いため、眼の位置は正しくても外見上「内斜視」に見えたりする。ちょうどそれと同じことで、異常ではなく、個性なのである。

「O君、あなたの眼の位置の検査をさせてもらいましたが、斜視はまったくありません。斜視というのは、両眼で見る機能が欠けていることをいうのですが、その検査も完ぺきです。だから、手術をする必要もないし、することもできません」

と説明した。だが、本人も母親も容易に納得しないというか、まったく耳を貸さない。

「自分で鏡で見ても目がずれていることがわかります。とにかく、手術で治してほしい」

――の一点張りである。よく聞くと、同級の女生徒たちに、目のことでからかわれたとのことである。いじめであったのか、たんに心ない言動であったのかはよくわからないが、本人がみじめな思いで、つらく気がふさいでいたことは想像に難くなく、「何とかしてほしい」と助けを求めてきたのである。かといって、医学的に手術する必要がないのだから、もちろん手術をするわけにはいかない。

こういう例は、決して少なくない。なかには、専門知識もないのに教師が指摘したりするから困りものだ。だがO君のように、ここまで思い込まれるとほぐすのに一苦労である。あまりにこだわりが強すぎると「身体醜形障害」として、精神医学的に対応しなければならなくなる。

「そいつらを、連れてこい！　ぶん殴ってやる」

とつい言いたくなった。

成人でも斜視手術ができる？

大人の斜視

「おとなの斜視は治らないと聞いていましたのであきらめていましたが、わたしも手術できるでしょうか」

そういって五十歳前後のDさんが来院した。最近、こうした相談に訪れる患者さんが多くなっている。この背景には、男性タレントのT・Iさんが斜視手術をしたことを公表したことがあるようだ。

Dさんは、子どものころはあまり目立たなかった「斜視」が、年とともに目立つようになった。手術ができるか、一度、眼科で相談したこともあったが、「無理だ」と断られ、以来、自分の斜視のことは忘れるようにしていたという。ただ、業務で人と会ったり、会社の友人とお茶をしたりするとき、どうしても相手の視線が気になるという。

「わかるんですよね、相手が目の置きどころに困っている様子が……。目がおかしいとは口に出していう人はいませんが……。ところが、下の子どもが突然いったんです。〝お母さん、T・Iさんみたいに、斜視、治したら〟って。それでわたしは、〝お母さんはもう若くないし、気にしていないからいいのよ〟っていったのですが、〝でも、治るんだから治してよ〟と、きかないのです。よく問いただしてみましたら、友だちにそのことを指摘されたことがあるらしいのです。子どもがそれでいじめられたり、劣等感を持つくらいならと思い、今回、思いきって相談にまいりました」

——そう語ることばに、彼女の心に深く刻まれていた長年の肩身の狭さが表れていた。

たしかに、成人斜視の成因は複雑でむずかしい面が少なくない。といっても、むずかしいのは手術の手技ではなく、斜視とその手術について、本人に十分理解してもらうことがむずかしいのである。それが面倒なため、「大人の斜視は手術できません」と、眼科医のほうが逃げてきた側面がないとはいえない。

斜視の医学的定義は外見ではなく、「両眼視機能」という両眼からの視覚情報を脳でうまくまとめる機能が不十分なことにある。小児では手術で眼の位置を変えても脳は若いため十分対応能力をもつが、成人ではこの対応力が落ちていて、働きにくくなっている。そのためせっかく手術をしても、物が二つに見えたり（複視）、再び位置ずれが出たりすることがある。

それでも、今回はDさんの「外見を優先させたい」という気持ちを汲むことにした。術後の状態を特殊メガネで体験してもらい、「これならがんばれる」というので、手術に踏み切ったのだった。

手術から二カ月後、嬉々としたDさんが目の前にいた。

「手術はすこし痛かったし、術後複視もありましたけれど、いまは人に会うのにも躊躇がなくなり、世の中がぜんぜん変わりました！　もちろん子どもも喜んでくれました」

手放しの喜び様に、こちらも胸を熱くしたのだった。少々むずかしい状態も、納得づくでやれば展開がある。患者側も多少のリスクを引き受けなければならないことは、医療の世界ではよくあることなのだ。

横目のゆうちゃん

先天眼振

「横目」でものを見るというゆうちゃん――。

四歳になる彼は好奇心にあふれ、診察室のイスに座るやいなや、おもしろそうな眼科機器に触ろうとする。母親に注意されると、今度はケラケラと笑いながら落ち着きなく狭い診察室を走り回る。

ようやく取り押さえられて座った。

私はそのとたんに部屋の明かりを消した。

「もう終わりだから、こっち向いて、この光の中になにに見える？」

ゆうちゃんは顔を右に回して、横目で光を見た。これで「横目で見る」ゆうちゃんを現出させた。

この短い過程には、ちょっとしたからくりがある。

まず、部屋の電気が消えた急な変化に、彼は「あれっ?」と思う。そこに「もう終わり」という殺し文句が入る。子どもは一刻も早く医者から離れたいから、「終わり」ということばに敏感である。

次いで、小さな光源が出て、「なに見える?」と興味をそそった。光源だけなので何も見えないが、「なにか見えるのか」と自分のいちばん見やすい目の位置にしたのだ。

走る車窓から景色を見ている人の眼が細かく揺れているのをみたことがあるだろう。あれは眼球振盪《がんきゅうしんとう》、略して「眼振《がんしん》」といって、正常な目の動きである。

しかし、ゆうちゃんのそれは、先天的に目が揺れる病気――「先天眼振」なのだ。先天眼振は治すことはできないが、揺れがほとんど出ない位置(専門用語では中和点という)を横でなく、正面に移動させる手術法はある。

手術は、斜視手術と同じように、眼球を動かす筋肉(外眼筋)を緩めたり、短縮して強めたりする手術で、手術自体はそれほど複雑ではない。しかし、長じてからの手術だと効果が不十分なこともあるし、横目の角度が大きい場合は一回の手術では不十分のときがある。だから、私は比較的早目の治療を勧めている。

　ゆうちゃんの横目は、彼がいつの間にか獲得した都合のよい「目の位置」なのである。

　このように、顔を回転させたり、頭をかしげたり、頭を振ったりしてものを見る小児にとって、その動作はよりよい視覚を得るための代償であることが少なくない。

　それを「癖だ」といって注意したり、斜頸《しゃけい》など整形外科の問題だと早合点してはいけない。そこには、目の位置異常や眼球運動の異常などの眼科の問題が隠されているかもしれないのだから……。

むずかしい課題

外転神経麻痺

眼球には六つの外眼筋があり、上下、左右、斜めなど、どんな微細な動きもできる仕組みになっている。

これは脳との共同作業であり、脳からの命令を三つの脳神経を介して外眼筋に伝えている。糖尿病をもつ人のなかに、この脳神経へ栄養を送る血流が途絶えてマヒを起こす例がときどきある。

「右目が内側に寄って、ものが二つに見えて困るのです」

Aさん（六〇歳）は不動産関係の会社に勤めてきたが、そろそろ定年なのでその後の生活をいろいろ設計していた矢先、突然この状態、すなわち脳神経の一つである右外転神経麻痺《みぎがいてんしんけいまひ》に見舞われた。

眉間《みけん》に深いシワを寄せて来院した。

無口で、あまり笑顔を見せない彼は、会社の後輩にはかなり煙たがられる存在だったようだが、定年前の二年間は、「笑顔で、後進の面倒も進んでみよう」と心に決めた。おかげで女性社員たちからも信頼され、最近は「癒し系のAさん」とまでいわれている。

ところが、この複視になって仕事もままならず、とても笑顔での出勤とはいかない。糖尿病はこのときの採血検査で判明した。数年前から会社の検診で「糖尿病予備軍」といわれていたが、その後のフォローを怠っていたのがいけなかった。

さて、右眼が内側に寄っているのは、右の外転神経がマヒしているためである。その所見は、とくに右に向こうとしたとき、もっとも顕著に現れる。右に向こうとすると右の眼球は外に向かず、左だけ内側を向いてしまうので、左右眼の視線がずれる。だから二つに見える（複視）のだ。

「つらいでしょうね。糖尿病による外眼筋麻痺でしょう。そうであれば、三カ月くらいで回復してきます」

「じゃあ、治るんですね。よかった」

その破顔の表情から、眉間のシワが消えていた。

その後の検査で、脳の病気など、ほかの原因はないことが判明し、それから三カ月間、内服治療をしながら会社を欠勤せず、日常生活に支障がないまでに回復した。

「ほぼ完治、通院終了ですね。この病気は糖尿病の重症度とは関係ないといわれ、再発もしやすい。でも、もちろん糖尿病コントロールはしっかりやってくださいよ」

「はい、わかりました。先生の回復するということばで勇気づけられ、定年前の仕事を続けることができました。複視がひどかったあいだは、若手の後輩たちが助けてくれましたよ」

といって別れた。

それから二年後、Aさんがまた眉間にシワを寄せて外来にやってきた。

「左から右へのクレー（標的の皿）がときどき二つに見えるのです。再発でしょうか」

若いころ趣味にしていたクレー射撃を定年後再開したのだという。

診察上、再発はない。しかしよくみると、右眼が外転する速度が少しだけ遅い。

「大丈夫、再発ではありません。でも、クレーのようなむずかしい課題の存在はわたしも想定外でしたね」

好好爺《こうこうや》の表情に戻ったAさんを見ながら、通常の眼科検査で完璧でも、より精密な課題では後遺症が検出されることもあるのだ、ということを学んだのであった。

ウインクする病気なんてある？

下斜筋過動症

意味ありげな「ウインク」は好きな人に秋波を送るのに格好の武器だが、勝手に「ウインクしてしまう」という人もときどきいる。

「この子はすぐ左眼をつぶってしまうのです」

といって、五歳のY君が母親に連れられて診察室に現れた。

「いつからですか？」

「三歳ころからでしょうか。晴れた日などに外に出ると、まぶしそうに左眼をつぶります」

そういって、母親は心配そうにY君に視線を落とした。その視線を追いながらY君に目をやった。

Y君は両目を開けて私の視線を受け入れてくれている。しかし、その顔が少し右に傾いていることに気づいた。その気づきから、私はとある病気に思い至った。

「左下斜筋過動症《ひだりかしゃきんかどうしょう》」——。

ヒトの眼球は六つの筋肉で動く。眼球の上下左右に付いていて、水平、垂直方向の眼球の動きに関わる直筋と、主に眼の回転の動きに関わる上下の斜筋である。

Y君の場合は、生まれつき上斜筋を動かす滑車神経という脳神経の働きが弱く、その反動で下斜筋が過剰に動いてしまうのである。それで左右の眼の位置ずれが起こり、顔を右に傾けることで補正しているのである。

それほど珍しい病気ではなく、幼稚園や小学校の検診で斜頸《しゃけい》で気づくことが多い。首を傾ける斜頸は、整形外科的理由のこともあるが、このような眼科的理由のものがずっと多い。

ではなぜ、Y君はウインクするのだろうか。

ふつうなら、外界からの視覚信号は左右同じく入って脳で処理され、正しく認識される。それがY君の場合では、右眼には正しい視覚信号が入っているのだが、首を傾けていないときや、日差しや外界の刺激が強いときに、左眼は位置ずれを起こして、目標と外れた視覚信号が入ってしまう。

そうすると、両眼から別々に信号をもらった脳は左右の信号が合わないため、片目の正しい信号だけを入れようとして、ずれた目のほうを無意識のうちにつぶるのだ。

ウインクをする病気はこれだけではない。

成人に多い「片側顔面けいれん」では、片目が細くなる。また「眼瞼けいれん」でウインクをしたまま過ごしている人もいる。

「ウインク」の日本語は、「目くばせをする」だろうか。一九世紀のイギリスの作家、チャールズ・ディケンズの『ピクウィッククラブ』に出てくる「親しみを込めてウインクする」という表現がはじまりだともいわれる。

だが、無意識のウインクが続くときには、何か目の病気が隠れているかも知れない――。

片目の地震

上斜筋ミオキミア

「仕事中、不意に目がまわって、片目ずつ見ると、左眼で見たときだけ、ものが揺れるのです。最近は頻繁で集中できず、とうとう仕事を休ませてもらっています」

――と、女性雑誌記者のAさん（三八歳）が不安な面持ちで話し出した。近くの眼科から神経内科を紹介され、多発性硬化症《たはつせいこうかしょう》という難病かもしれないということで検査をしたが、結局、否定された。もう一度、神経を専門とする眼科（「神経眼科」、筆者の専門）に行くべきだと、神経内科からの紹介状持参で来院した。

私は、「片目だけに起こる」という話を聞いただけでもう診断がついたが、念のため双眼顕微鏡で彼女の左眼を観察した。

眼をあちこち動かしてもらいながら観察していると、案の定、出現した。眼球が回転要素をもちながら、細かくくり返し揺れている。ときどき大きい揺れも出る。このとき右眼はまったく揺れない。Aさんの自覚どおりだ。そして、その揺れもやがて止まった。

「上斜筋《じょうしゃきん》ミオキミアという病気で、ときどき眼の筋肉に小さな地震が起きるのです」

ミオは「筋肉」、キミアは「動く」という意味であることはすでに述べた。ほとんどの例は「片眼だけ」に生ずるので、この病気を知っている医師は、話を聞いただけで推定診断ができるのである。

また、脳からの三つの脳神経を通じての指令が眼を動かす六つの筋肉に届いて眼は自在に動くことも、前に述べた。Aさんの左眼の地震源は上斜筋で、滑車神経《かっしゃしんけい》という脳神経の指令を受けているところである。この神経が脳からの出口付近の狭い空間で血管にぶつかると、刺激を受けて地震（揺れ）発生となる。ときどき地震は起きても、さらに大事にはならない。もちろん、生命にも関係しない。

「脳外科手術の成功例の報告もありますが、まだ一般的ではありません。薬で頻度を多少減らせる可能性があります」

と、まずは薬を処方した。

Aさんは、原因がわかって安心し、仕事にも復帰した。

完治とはゆかなくても、原因がわかるだけで社会復帰がかなった良い事例である。

老視

老眼と言われたくない

「有閑マダム」ということばがぴったりなSさんは、遠くの看板の字も読めるのが自慢だ。子育てが一段落した四十歳頃から教養スクールに通うのが趣味になっている。

ところが、手元のテキストを読んだあと、教壇の講師を見ると、一瞬ピントが合わない。目の異常を疑って当院を受診した。

検査をすると、視力は正常で、眼球にも異常がない。立派な眼である。

しかし、「目の異変」を思い込んでいるSさんにとってこの結果は不満なようで、

「そんなことって、ありますか?!」

とむくれ顔である。

私にも同じような経験がある。

ちょうどSさんと同じ年齢のころ、満員電車で本を読んでいたとき、本が前にいた女性の髪に接触したらしく、「すわっ、痴漢か」と思ったか、にらまれてしまった。いつの間にか、見やすい距離が遠くなっていたのである。

もうSさんの訴えは老眼の初期症状だとわかったが、「老眼です」と口に出していおうものなら、「失礼な！」と叱られそうな雰囲気である。

そこで一計を案じることにした。

「まず、いちばん見やすい距離で人差し指の指紋を見てください」

Sさんは指を動かして、目から二〇センチほどのところで止めた。

「では、指をだんだん近づけてみましょう。ピントが合わなくなる寸前のところを教えてください」

すると今度は一五センチぐらいのところで指が止まった。

「これより近いとぼけます」

「小学生ならあと一〇センチ以下まで近づいてもぼけないのです。このメガネをかけると小学生と同じ見え方になりますよ」

――そのとおりになった。

「これって、老眼鏡？」

ようやく本人からこのことばを引き出せたのであった。

教科書には四十歳ごろから、老眼を自覚するようになるとあるが、それは一九六〇年ごろの男性の平均余命が六十五歳、女性が七十二歳という時代のデータにもとづいたものである。今日では、男性七十九歳、女性八十六歳（平成二十年厚労省発表）と、当時からは一四年ほど延びている。だから、おそらく老眼になる年齢も延びてはいるだろうが、残念ながら信頼できるデータがない。

老境に入ることを「老い入れの栄華」といったが、「老眼」も自然の成りゆき、従容《しょうよう》として受け入れようではないか。

近視大国日本

強度近視①

「先生、また見にくくなりました」

来院のたびにそう訴えるのはSさん（六一歳）である。彼女は三カ月に一回来院するのだが、毎回決まって「見にくくなった」と訴える。

Sさんは小学生のころから近視だった。

「本を近づけて読むから目が悪くなるんだ」と、よく両親や教師からいわれ、メガネをかけるようになった。そうしないとよく見えなかったのだ。勉強好きで、北陸地方から上京し、大学に進んだ。そして卒業後、図書館司書になった。

五十歳ころまでは何とか仕事ができたが、徐々に視力も視野も低下し、定年前に退職せざるを得なかった。

近視はメガネやコンタクトレンズを装用したり、近視矯正の角膜手術（レーシック）を受ければ解決すると思いがちだが、Sさんのような進行性の病的近視ではそうはいかない。通常の近視と違って、成人してからも近視の度は進む。眼球の前後径がじわじわと伸びるからだ。そのために網膜が薄くなったり（網膜脈絡膜萎縮《もうまくみゃくらくまくいしゅく》）、網膜に孔が開いて機能が落ちる、とてもやっかいな病気なのだ。

進行を止める有効な方法は、いまのところ、まだない。

何十年という非常に長い経過をとることもあって、この領域の研究をする人が世界的にもほとんどいない。「目の病気は生死に関わらない」などと軽んずる人がいるが、患者側からいえば、生きているからこそ不自由で苦しいのだ。

「強度近視」は日本人の八パーセント近くも占める。以前、「近視大国日本」という拙文（『目力の秘密』、人間と歴史社）でも触れたが、こういう強度近視を有している大半の人は勉強家で、本をよく読み、ものを考えたり、書いたりすることに秀でている。近視の遺伝子と知識人の遺伝子とどこかで繋がっているに違いないと思わせる事実である。

近視問題はそれ自体世界の大問題であるが、このように日本人の特性とも関わるのではないかと思う。それなのに、日本の厚生労働省は強度近視を難病指定にせず（ただし東京都は「網膜脈絡膜萎縮」を難病に指定している）、国をあげて研究するプロジェクトもない。

――この現状はいささか情けない。

遠くが二つに見える

強度近視②

三十四年も眼科医をやってきて、同じような症例を何度も何度も診てきたはずなのに、これまでちっとも気づかなかったというのが、正直な感想である。

私の専門は神経眼科ということになっているので、「複視」つまり「両眼で見てものが二つに見える」（単眼ごとは一つに見える）という症例が数多く紹介されてくる。

ある日、四十歳代のＩさんが「複視」を主訴に、私の外来を訪れた。

「近くのものは一つに見えるのですが、一メートルより遠くになると二つに見えるんです」

「いつからですか？」

「一カ月ほど前からです。前はときどきだったのですが、いまはつねにそういう状況で、車の運転ができなくなって困ります」

調べると、「開散不全」という状態にある。

近くを見るときは、距離に従って目を寄せる（輻輳《ふくそう》）必要がある。遠くを見るときは輻湊を解除して、距離に応じて両眼を外向き、つまり開散しなければばならない。開散不全とは、この開散がうまくいかない状態で、両眼で見ると近くは一つに見えるが、遠くを見たときに複視になる。Iさんは、まさにこの状態にあるのだ。しかも、眼を動かす筋肉のマヒはない。

後天的に急に生じてきたこのような状態は、「中脳か両側外転神経核付近の障害」というのが相場だが、進歩した画像診断でさえ、病巣が同定されることはまずない。

「念のためMRIを撮りましょう」

といって、診察を終えた。

次の患者さんを呼ぶと、今度は五十歳代の男性が診察室に入ってきた。

すると、驚いたことに、Iさんとまったく同じ症状を訴えたのである。

しかも、遠近の眼位まで似通っている。偶然といえば偶然だが、それにしてもこの偶然は「わたしに何か教えようとしているのではないか」、とそんな気持ちになった。

「この二人に共通することはないか？」と思いめぐらせながら、先ほどのIさんのカルテを見直してみて、「ハタ」と思い至った。

「強い近視」――。それが二人に共通するキーワードであった。

考えてみると、強い近視なのに、眼球はあまり飛び出していない。正常な眼球突出度である。

私は、その日の診療を終わり、「開散麻痺」という病名のついたカルテを一週間以内に、できるだけ多く出してもらうよう、秘書へ依頼した。

数日して、「八例ほどカルテが出ました」と秘書が報告してきた。

これで何を見るかというと、患者さんが「強度近視」かどうかである。

一例目は違った。二例目は、真の開散麻痺ではなかった。三例目、「マイナス六Ｄの近視」

「やった！」である。次も、「マイナス八Ｄの近視」。

「いいぞ、この調子！」、とめくっていった。結果として、「開散麻痺」だった七例のうち、五例が中等度以上の近視であった。

非常に高度の「軸性近視（眼軸が伸びる近視）」の一つの合併症として、「固定内斜視」というのが知られている。両眼とも日が内側に寄り、外転が著しく制限されている状態にある。眼軸は病的に伸び、眼球が上直筋と外直筋の間に嵌頓《かんとん》したことが原因だ。

良い治療法はなかったが、大阪市立総合医療センター小児眼科部長の横山連氏は上直筋と外直筋とを縫着する手術を発表している。横山氏は、強度近視の眼軸延長に付随して起こる固定内斜視が、結局は眼球を動かす筋肉のうち上直筋と外直筋のあいだが開き、その空間にのびて行き場がない眼球が侵入脱出してくるためであることを見つけ、上直筋と外直筋の距離を縮める移動縫着手術法を世に紹介した。私も何例かこの方法で手術したが、非常に功を奏する。

私はその後、開散不全の症例に眼軸測定と眼窩ＭＲＩを撮り、眼球と眼窩のサイズや外眼筋の位置との関係を調べ、正常者や固定内斜視のそれと比較した。

するとほとんどの症例で眼軸は二六〜三一ミリ（正常二四ミリ）と長いのである。そして、眼窩サイズに差がないかわりに、外直筋と上直筋の成す角度が、固定内斜視ほどではないが、正常より大きいことがわかった。

つまり、強度近視では眼軸（眼球の長さ）が伸びる。前に飛び出せばよいが、後ろへ伸びると、眼球を収容している眼窩《がんか》という骨の箱の容積にはほとんど個人差がなく、後ろはスペースが狭い。そうすると眼球は窮屈になり、両目の微細な動きができなくなるのではないか――。「じつは、脳の異常ではなかったのだ！」と気づいたのである。

その後、人によっては眼球が上下、斜めにずれて、ものが垂直や斜めにずれて見える状態（「斜偏位」）をもつ強度近視の人もあることも、わかってきた。

わたしは、「セレンディピティー」ということばを、ふと思い出した。

これは、一八世紀にホレス・ウオルポール（Horace Walpole）というイギリスの作家が、『セレンディップ（セイロン国）の三人の王子』という童話を引用してつくったことばだといわれ、三人の王子たちは旅の途中、本来探しているものとは別の幸運や価値を見つける。そうした王子たちの潜在能力、才能を指したことばだ。王子たちのように若くない私にも、「セレンディピティー」があったのではなかろうかと……。

そんな自慢をする前に、もっと科学的に、このことを証明しなければならない――。そこで、眼窩と眼球を動かす筋肉の関係を調べはじめた。すると、こうした異常のある人は、筋肉がずれていることがわかった。同じ強度近視でも、異常を訴えない人ではずれていないので、これは大事なポイントだろう。

まだ、公式の医学雑誌には発表していないので、公認された見解ではない。だが、何でこんな簡単なことに世界の眼科医の誰もが気づかなかったのだろうか?

眼科医療のタテ割り、これは欧米医学、当然それを取り入れている日本の医学の特徴であるが、それを理由に、強度近視の問題を総合的にみる機会がなかった、というのは言い訳にはならないだろう。

近視がどんどん進む

円錐角膜

Wさん（二六歳）は、就職してから急速に近視が進んだ。受験勉強のころも近視が進んで、何度かメガネをつくり換えたことを想い出し、「やっぱり忙しくなると進むんだな」と思った。

近所の眼科で処方箋をもらって、メガネを新調した。しかし数カ月後、目がぼやける、目が疲れる、頭痛、肩こりもひどくなった。

「薄給の身ながら高いメガネを奮発したのに、あのメガネ屋め！」

と、いきどおったWさんは店にどなりこんだ。

「ちゃんと眼科の先生の処方どおりに調製しましたよ。けど、おかしいな、ずいぶん視力が落ちている」

いぶかしく思ったメガネ店の主人が当院を紹介した。

初診を担当した医師から、

「両眼とも近視と乱視が強いが、どうしても矯正視力（メガネで矯正した視力）は〇・七どまりで、しかもその理由を説明できる眼球の病変もない」

と、困った顔で私の意見を求めてきた。

眼科医になって三十五年、医師が見落としやすい病気は心得ている。

Wさんを診察して、私はいった。

「角膜形状解析装置で計測してみましょう」

――案の定、「円錐角膜《えんすいかくまく》」であった。

これは〇・五ミリ強の厚みを有する角膜の中央付近が次第に薄くなって、しまいには角膜が円錐状に飛び出る、原因不明の病気である。

この病気の約一〇パーセントの人に「アトピー性皮膚炎」があるとされるが、Wさんもそうであった。アトピー性皮膚炎の人はかゆみのため眼をこすったり、掻《か》いたり、たたいたりすることが多いとされ、そうした外力が発症や進行と関係するともいわれるが、真偽のほどはわからない。

以前は熟練した眼科医しか、その初期変化がわからなかった。私が見落としていた円錐角膜を先輩医師が見つけ、くやしい思いと、あこがれとを持った若いころを思い出す。

人間の目より機械のほうがすぐれているとは思いたくはないが、すぐれた解析診断装置がつぎつぎ出現しているのは確かである。円錐角膜も進行すると角膜移植が必要になるが、Wさんの場合は「角膜形状解析装置」でようやく検出される程度のまだ病気の初期だったので、コンタクトレンズの装用で視力は回復した。

目にゴミが入った？

単純ヘルペス角膜炎

「目にゴミが入ってしまいました」

――そういって外来にやってくる患者さんは少なくない。本当に異物が眼の表面に付着していることもあるが、ないことも多い。

Fさん（四四歳）も、「ゴミが入った」といって来院した。後期研修医が先に診てくれ、「異物はないが、角膜に傷がある」という。しかし、Fさんは研修医が信用できないのか、

「ぜったい入ってるはず、目の裏のほうもさがしてください」

といってゆずらない。だが構造上、眼表面に入った異物は眼球の後ろに行くことはない。

角膜の特徴的所見から、「単純ヘルペス角膜炎」と診断した。

単純ヘルペスウイルスは、ヒトの眼球表面の知覚をつかさどる三叉神経にもよく潜んでいる。抵抗力が落ちたりすると角膜に現れて炎症を起こす。しかも角膜は痛み受容器が豊富なため、激痛が生じ、悪いゴミでも入ったのかと錯覚する。

ウイルスのほか、アメーバや細菌、カビによる角膜炎でも類似の痛みを起こすので、単純に「ゴミ」と考えてはいけない。

「この病気はとても痛いもので、治りにくく、再発しやすいですからきちんと治療しましょう」

といって、抗ウイルス点眼剤を処方した。

角膜の表面だけにウイルスが増えて炎症を起こしている場合は、痛みはあっても、視力はあまり落ちない。コンタクトレンズをしている人では、視力もほとんど落ちないし、コンタクトレンズで痛みも隠されてしまうので、かなり深いところまで進行するまで気づかないことがある。

「痛い」「ゴミが入ったみたいだ」といった感覚は、病気の警告サインとしてとても重要なのである。

それにしても、眼の症状を訴える表現は多彩だ。ぼやける、まぶしいといった具体的なものから、ショボショボする、チカチカするといった、具体性に乏しいものまで数多い。それだけ眼は敏感な器官といえるのだろう。

今日も外来では、ショボショボ、チクチク、キリキリ、シクシク、ピカピカと、眼の異常を訴えることばが行き交っている。

目の日焼けにご注意

結膜と角膜の障害

（その一）　痛くて目が開けられない

大学に勤務していた時代のことである。

台湾から私との網膜細胞の共同研究をしにやってきた三十歳代のT先生が、「痛い、痛い」と目を真っ赤にし、涙をボロボロ出しながら外来にやってきた。

「どうしたの、その目」

「夜中から目が痛くて、朝になっても目を開けられません」

やっとの思いでここにやってきた彼、留学先の外国で生じた突然の出来事に、さぞ不安なことだろうと、その身を推し量った。

「ウイルス性のはやり目」にでもなったかと診察したが、所見が違う。

黒目（角膜）の表面の細胞がたっぷり脱落していることがわかった。しかも、顔や手の皮膚も日焼けして、一部表面が毛羽だっている。

「先生、昨晩ひとりで細胞培養の実験しませんでしたか？」

「しました」

「そのとき、殺菌灯消し忘れたでしょう」

新しい実験台は使用時に自動的に殺菌灯が消えるが、古いほうは自分で消さないと、自分にも紫外線が当たってしまう。彼は遠慮して古い実験台を使い、四時間も仕事をしていたのだ。

彼は「おっ」と叫んだが、でもすぐに安心した顔になった。眼科医なので原因がわかり、すべてを呑み込んだのだ。

同じような角膜炎は、溶接作業や長い時間陽を浴びても生じる。登山やスキーで起こる角膜炎は「雪目」として知られている。

オゾン層の破壊は有害な紫外線量を増やし、微量の紫外線は、テレビ、パソコン、蛍光灯からも出ている。そうした環境に暮らす現代のわれわれの生活空間にあって、紫外線よけの対策は必須である。

（その二） 白目が黄色くなってきた

「黒目の内側の白目のところがふくらんで、黄色くなってきました。なんでしょうか？」

ある夏のこと、以前はモデルをしていて、いまはさる有名棋士の奥さんになっているAさん（三三歳）が外来にやってきた。

「それは瞼裂斑《けんれつはん》といって、ちょうど上下のまぶたが合わさる瞼裂のところが刺激になって、タンパクや脂肪が集まるもので、正常組織です」

瞼裂斑は、個人差はあるが、三十歳をすぎたあたりから多少目立ってくる。紫外線に当たると潜在していた色素が浮き出て、黄色、薄茶色になるので、よけいに目立つのだ。白目にほくろ（茶色い部分）がある人も、日焼けには要注意だ。

「われわれは黄色人種だから色がつきやすいのです。炎症を起こして赤くなる場合は炎症止めの目薬を使いますが、Aさんの場合は大丈夫。しっかりサングラスをかけてください」

一方で、紫外線は白内障の危険因子でもある。また、網膜には日に入った紫外線の一〜二パーセントしか届かないが、それでも加齢黄斑変性などの網膜疾患の誘発に関連するという研究がある。

ひとは皮膚のケアには注意しても、目のケアはおろそかになりやすい。いったん変化した組織をもとに戻すことは、いまの医学ではまだまだ不十分である。

そうした理由からも、誰しもができる予防に関心をもち、実行するのが健康生活の第一歩である。

してよかった白内障手術

年間一〇〇万眼ともいわれる白内障手術は、いまや病院ばかりでなく、町の開業眼科医も腕をふるう時代になった。それほど身近になった。

そのせいか、よく患者さんからこんな質問を受ける。

「手術は視力がいくつになったらすればいいのですか?」

私が眼科医になった昭和五十年代ころまでは、矯正視力が〇・二以下というのが相場だった。しかし、それは手術後にぶ厚いメガネをかけなければならない時代の話である。治療方法の完成度が高くなったいまでは、よく計算された眼内レンズを入れて、視力の質までよくなり、しかも手術時間も大幅に短縮され、安全性もかくだんに高まっていて、昔とはくらべようがない。したがって、

「人によって違います」

と答えることになる。

まだまだ社会の現役で、仕事量も多いとか、スポーツが何よりも好きだ、といった生活を送っている人にとっては、白内障による若干の機能低下でも不都合を感じるだろう。

それに対し、ほとんど家のなかで時間に追われることもなく、ゆったり老後を楽しんでいる人には、多少の白内障は生理的事象の範囲だ。しかも、その人その人で人生観や病気や手術に対する姿勢も違うから、十把《じっぱ》一絡《ひとから》げに手術適応を決めるのは間違いである。

「お天気のいい日に洗濯物を干しているとまぶしくて困ります。このあいだは、自分と物干し竿の距離を間違えたのか、せっかく洗濯したものを落としてしまいました」

そういって、女手で商店を切り盛りしているAさんが来院した。

「たぶんそれは、白内障のために光が乱反射してまぶしかったのでしょう」

と応じながら診察してみると、Ａさんの水晶体のにごりの程度は中等度と判明した。視力は一・〇であったが、手術をすることにした。

それには明確な理由があった。

「グレア視力」といって、グレア（眩輝《げんき》と訳される一種のまぶしさ）の程度を調べる負荷視力検査をしてみると、明らかに低下している。私は、Ａさんに手術を勧めることに躊躇はなかった。

検眼で、かすんでいても、ゆがんでいても五メートル先のＣの字の開いている方向さえ正解すればよいとされる視力は、必ずしも見え方の質や、生活視力を反映しているとは限らないのだ。

「先生、手術をしたら、いままで気づかなかった家やお店の汚れが気になって、仕事が増えてしまいました」

――Ａさんはうれしそうに言った。

しないほうがよかった白内障手術①

白内障

「木々の色が鮮やかだ」「辞書の字が見えた」――。

白内障手術をした人たちの自慢合戦がはじまった。

聞いていたSさん（七一歳）も、前々から白内障の手術を勧められていたが、何となく気がすすまなかった。自慢合戦の友人の勧めもあって、意を決して白内障でたびたびメディアに登場する某有名病院に行った。

そこでは、ほとんど機械的に手術の予定が組まれ、先ごろまず白眼の手術を行なった。ところが術後、ものがゆがんで見えるし、まぶしくて目を開いていられない。

そこで何度もその病院へ通って、

「何とかならないでしょうか」

と聞いたが、主治医からは、

「手術は成功です。事実、視力も一・二でているではないですか」

といわれるばかり。しまいには、

「そんなに不満なら訴えてもいいんだ！　こっちには落ち度がないんだから！」

と追い払われてしまった。

「わたしにはそんな気はぜんぜんないのです。でも、やはり手術がうまくいかなかったのではと、ついつい……」

と小さな声で、おそるおそる遠慮がちに私の前で訴えるのである。

確かに白内障手術は完璧に行なわれていて、視力も十分出ている。

では、どうして？

可能性を一つひとつ潰していって、見つけた答えは「黄斑上膜《おうはんじょうまく》」――。

ごく初期で、軽度だが、右の眼底のいちばん感度のよい中心部分（黄斑部）に小さなシワがある。加齢変化のひとつだ。手術で透明になったぶん、シワによってできる像の歪みが強調されてしまったのだ。そのため左右の像が脳でうまく合わず、Sさんの苦しい状況を生んだ。

「治せるでしょうか」

「硝子体《しょうしたい》手術でも完全には治りません。シワがわずかなので、慣れるしかないのでは……」

　納得がいかない様子だったが、やがて、

「でも、原因がわかったのでよかった。なんとか頑張ってみます」

といって立ち上がった。

　そうはいっても簡単にはゆかないだろう。術後の不適応にはいろいろな原因があるが、医師が親身にならないと患者もおいそれとは立ちあがれないものだ。

しないほうがよかった白内障手術 ②

白内障

Y夫妻は二人とも強度近視の元教員である。夫は別の病院に通院し、奥様だけがなぜか私の患者であった。

ある日、その奥様が夫の話を持ち出した。

「主人の右眼はもともと見えなくて、左はわたしより強い近視なのですが、去年すすめられて白内障手術をしました。それ以降、好きな読書ができずに困っています」

そして遠慮がちに、

「はじめからこの病院に来ていればよかったのですが、もう手術をしてしまっていまさら先生には診てもらえないでしょうね」

と続けた。

「いや、そんなことはありませんよ。何ごとも拝見しなくてはアドバイスもできませんから」

しばらくして、夫のYさん（六七歳）が来院した。

「手術前は書物を近づければどんな字でも読めたのですが、手術後は近づけても遠ざけても読めなくなってしまいました」

Yさんは、人品いやしからぬおだやかな人だ。強度近視のため、矯正しても十分な視力は出ず、若いころにすでに視覚障害者に認定されながらも、高校教師として長年つとめ、多くの弟子を生んできたのだ。その人が、手術をしてから困ったことになったと、満たされない思いを静かに語っている。

強度近視の人が最大の調節をすれば、裸眼《らがん》で二、三センチのところでも焦点が合う。しかも近づければ字は拡大されるため、網膜感度が多少低下していてもよく見える。これはいわば強度近視の人の得意技なのだ。

Yさんはそういう生活に慣れ親しんできたからこそ、「一日中、本か何かを読んでいる生活」が可能だったのだ。それが、手術でその得意技を取り上げられてしまった。読書用のメガネをいろいろ試したが、術前の快適さはもはや取り戻せない。

そのことを話すと、

「ああ、やはりそうなんでしょうなあ。わたしももう少し手術前に食い下がって聞いておけばよかったのだが……」

と達観した様子のなかに、無念さが漂った。

白内障があればすぐ手術したくなるのが、外科医としての眼科医の習性ともいえるが、患者さん一人ひとりの生活形態、生活実感までよく考察してくれる医師は少ない気がする。

多焦点眼内レンズ

白内障

Eさん（六三歳）は、近々白内障手術を予定している個人会社の社長である。

社長室の机の上には、パソコン用、読書用、会議用、外出用など何種類ものメガネが置いてあって、ときどき間違ったり、なくしたりして、この社長のご機嫌を損ねる。社長秘書は、似たようなメガネがたくさんあるので、その管理にいつも大わらわになる。

「友人から、手術をするなら眼内に入れるレンズについてよく相談しておけよといわれて、相談にきました」

「それは賢明です。で、その方も手術をしたのですか？」

「ええ、近視の強い方ですが、手術後、遠くはよく見えるんですが、近くが極端に見にくくなって、結局、レンズを入れ替えたそうです」

「生活スタイルに合わせて、術後の裸眼での最適の焦点（ピント）をどの距離に合わせるかを決めておく必要があります」

「遠近どちらにも合わせたいのですが」

「通常の手術では単焦点眼内《たんしょうてんがんない》レンズを入れるので無理です。ただ、多焦点《たしょうてん》眼内《がんない》レンズが先進医療として認められていますが、まだ片眼約五〇万円と高いのが現状です」

「その多焦点レンズというのはどこでもピントが合うのですか？」

「多焦点といっても、じつは遠近二焦点に合うのです。ただし、人によってピントが若干シャープじゃないという人もあり、満足度にはやや個人差があります。遠近両用ですから、書類にハンコをついて、あとは監督していればいい社長さんならお勧めかもしれませんね」

「いやいやそんなのはドラマでの話で、社長がいちばん激務なんです。院長だってそうでしょう」

と笑ったが、最終的にEさんは多焦点レンズを選択した。

後日、「老眼が気にならなくなって成功でした」と感想を寄せてきた。机の上にたくさんあったメガネも整理され、外出用サングラスと、辞書や地図を見るときの天眼鏡《てんがんきょう》だけになったという。

多焦点眼内レンズは、手術後、メガネに頼らない生活が可能となったEさんにとって、福音だったことは確かだ。

こわいタイプの緑内障

夫と年金生活のCさん（六六歳）。急に右眼から頭の奥に痛みが走り、嘔吐した。痛みは増強し、夫は「脳卒中か」と心配して車で脳外科へ運んだ。だがCTでは異常はなく、眼科に紹介された。

総合病院の眼科に行ったときは痛みは軽減していたが、眼圧の高い「急性緑内障」と告げられ、すぐに白内障手術をするといわれた。

「緑内障なのに、なぜ白内障の手術なのか」

説明を聞いたが、手術を急がなくてはだめだというセリフばかりで、いまひとつ納得がゆかなかった。腑に落ちない気持ちで二人は、翌日、私どもの病院を受診した。

診断は眼科の救急疾患の一つ、「閉塞隅角緑内障《へいそくぐうかくりょくないしょう》」の急性発作——。

眼圧はすでに正常化していたが、黒目（角膜）が多少不透明で、視力はやや低下している。しかも「隅角」という眼の中の水の排水溝がある場所が狭く、いつまた同じ発作が起こるかもしれないし、左眼にも危険性がある。

治療法として、瞳を形成している虹彩《こうさい》の端にレーザーで小さな穴を開ける解消法がある。ただ、Cさんは黒目のにごりが残っていてレーザー光が通りにくい。

前医の意見のように、白内障手術をすれば排水溝がうまく機能するのだが、透明な水晶体を手術することに抵抗のある患者も医師もいる。

そこで相談の結果、白内障手術はせずに、虹彩に穴だけ開ける五分ほどの手術を行なってことなきを得た。

そして後日、左眼にも発作予防のレーザー手術も施した。

高い眼圧が続くと、視神経がやられて視力は回復しなくなるが、Cさんは早期発見でことなきを得ることができた。

その昔、緑内障といえばこういう急性型で、黒目が緑色に見えたのが言葉の来歴らしい。それで「緑内障は怖い」というイメージがすっかりでき上がってしまったのだが、この型は全緑内障の一〇パーセント以下で、大半の緑内障は急激な視力変化は起こらない型である。しかも、「閉塞隅角緑内障」でもCさんのような急性発作の型をとるものは、さらに少ない。

まれではあるが、適切な処置をしないと失明に近い状態をひき起こす可能性があるのは事実で、眼科の救急疾患の一つになっている。

投網をかける健診

緑内障

緑内障は白内障と並ぶ眼科の二大疾患で、四十歳以上の一七人に一人の有病率といわれる。

「健診で視神経乳頭《ししんけいにゅうとう》に陥没《かんぼつ》があるといわれました」

といってPさん（四六歳）が来院した。

視神経乳頭とは眼底にある視神経の頭の部分で、この形状が緑内障診断の手がかりになる。健診で「視神経乳頭の穴が大きい」とか「緑内障の疑い」といわれて眼科を訪れる人は多い。専門用語では「陥凹《かんおう》」だが、「陥没」とか「穴」といわれるとむしろ恐ろしげだ。

前回「急性緑内障」を取り上げたが、Pさんのはそれとは違う「開放隅《かいほうぐう》角緑内障《かくりょくないしょう》」といって、緑内障のなかでも圧倒的に多いタイプである。眼圧が正常な「正常眼圧緑内障」もこの仲間だ。

初期はまったく自覚症状がないので、企業健診などで眼底写真を眼科医が判定して、疑わしいのを拾い上げる。ただ、写真だと立体的観察ができないし、少しでもボケていれば情報量は急減する。判定者は必ずしも緑内障の専門家ではないため投網をかぶせる感じになり、健常者も多く引っ掛かる。

Pさんを診ると、たしかに視神経乳頭陥凹があって、明確な緑内障の特徴を示している。詳しい視野検査で、間違いなく緑内障であることを確認し、点眼治療を開始した。

日本人にもっとも多い「正常眼圧緑内障」の主たる要因は「眼圧」である。一見矛盾しているような記載だが、眼圧が正常範囲にあっても、それをさらに下げることで進行速度を抑制できることがわかっているのである。

しかし、眼圧だけが問題なのではない。循環の良否、遺伝要素、乳頭の先天的形状など、多くの眼圧以外の因子が関与する病気であることも明らかになっている。

この型の緑内障では、視力はかなり進行するまで低下することはない。かわりに、視野（見えている範囲）の中に感度低下領域が増加してくるが、初期はそのことにまったく気づかない。しかも、その進行速度はゆっくりである。

どのくらいゆっくりかというと、治療をしない緑内障の進行速度を推定すると、視野の異常を自分で自覚するレベルにまで悪化するのに早くて一〇年、長いと四〇年かかる。このように、ゆっくりではあるが進行する病気であるため、その速度をさらに鈍化させることが必要となるのだ。

そのむかし、表面から目を見て、白いのを「白内障」、緑のを「緑内障」、黒いのを「黒内障」と呼んだのが、それがいまに生きている。「緑内症」でなく「緑内障」と書くが、「内障」とは仏教用語で心の煩悩を意味する。

目の障《さわ》りはいつの世も不安や悩みがつきまとう。

七十歳代の緑内障初期

緑内障

会社役員のBさん（七一歳）。眼がかゆくて、近所の眼科を訪れると、いきなり「緑内障」と診断されて目薬を出された。

「緑内障」と聞いて、「これはたいへんだ」と別の眼科にも行ってみた。すると、そこでは「緑内障ではないでしょう」という答え——。

何がなんだかわからなくなり、当院を受診した。

こういうことは、じつはあまり珍しいことではない。眼圧が高く、放置すると失明するタイプの「急性緑内障」を見誤る眼科医は、まずいない。だが、ゆっくりと進行するタイプの「正常眼圧緑内障」では、診断は眼底検査と視野の評価にゆだねられる。

ところが、複数の緑内障のエキスパートが、眼底の立体写真だけで緑内障かどうか判定してみたアメリカの研究では、エキスパート間の一致率はおおむね五〇～六〇パーセントというから、眼底による判定には不確定要素があるということだ。

顔の造作がみな違うように、乳頭も生まれつき大きさや形に個人差があり、さらに強度近視の人では加齢で変化するし、後天的な視神経の病気もある。そうしたものと緑内障による眼底変化とは、ときに区別がつきにくい。

私自身も、眼底をみて、自信をもって「緑内障」「正常」と断言できるのは七、八割で、残りはグレーゾーンで、視野と眼底の経過を見守らないと確たる結論が出ない。

Bさんもグレーゾーンにあった。

七十一歳のBさんが、かりにごく初期の正常眼圧緑内障であったとしよう。前回触れたように、視野変化を自覚するまでに一〇～四〇年かかるし、視力にまで影響する変化に至るのはその倍の時間がかかる。

そう考えると、複数の対応メニューがあってもいい。

たとえば、六十五歳以上の人にごく初期のあるいはグレーゾーンの正常眼圧緑内障が見つかった場合、次のようなメニューから選んでいただくというのはどうであろう。

1 緑内障のほかの患者さんと同様に、毎日緑内障治療点眼薬を使いながら、定期的に（通常一～三カ月に一回）眼科診察を受ける。

2 点眼薬での治療を開始して三～五年間は、通常どおり点眼治療と定期診察を続ける。その時点で緑内障の進行程度の再評価と、通院などを継続できる体力などがあるかなどを熟慮して、その後の治療を継続するかを決める。

3 ゆっくり進むタイプの緑内障であることが確認できれば、治療はせず、可能な限り、年一回程度の診察検査のみ受ける。

もちろん、状況に応じて3から1に移ったり、1から2に移ったりすることもできるものとする。

このような私の提案は、これまでの臨床医療の常識からすれば、もってのほかとひんしゅくを買うだろう。しかし、個人の人生観や倫理観はみな異なるのだから、緑内障に対しての理解を患者自身にも深めてもらったうえで、このような選択肢を示すやり方のほうが、ずっと患者本位なのではないかと考えるのである。

いたずらに「緑内障だ」と脅かして、薬を出し、無理にでも通院させるという医師がいるとしたら、そちらのほうが困りものだと思うのだが……。

目の中を蚊が飛ぶ

生理的飛蚊症

「内視現象」といって、目の中に生じた濁りが見えてしまう現象がある。たとえば、硝子体《しょうしたい》のスペースに出血したり、炎症が出ると濁りとして自覚される。それがひどければ著しい視力低下を招くことになる。しかし、実際には軽い濁りのことが多い。

Bさん（五五歳）は葬儀会社を経営している。葬儀は人間の幕引きを演出する大事なイベントであるだけに、遺族たちは比較的いとめをつけずに支出するらしく、日本の総医療費の約半分の規模の産業だそうである。この話を聞くと、私はむしろ国が医療のために費やす金額の乏しさに愕然としてしまう。

それはともかく、Bさんはこの大事なイベントを間違いなく行なうため、人が細かすぎると思うほど、遺族と綿密な打ち合わせをするという。

ところが、この一カ月間、目の症状がとれず、気になってしょうがないといって来院した。

「蚊のような虫が飛んできたと思って、つかもうとしてもつかめないのです。どうも右眼でみると、その虫がときどき見えるのです」

「白い壁とか青空などを見ているときに目立つでしょう」

「そうそう、そして目を動かしているうちにいなくなってしまうんです」

「たいていは病的でない飛蚊症《ひぶんしょう》ですが、ときに網膜に穴があったり、剥離していることもあるのでよく診ておきましょう」

といって、瞳をひろげる目薬を使って眼底を観察した。

懸念される病気はなく、かわりに視神経乳頭のところの糊《のり》づけが剥がれてできた、硝子体の小さな半円状の淡い濁りが観察された。

これが虫（蚊）の正体である。

「じつは、わたしも飛蚊症があります。気にしすぎると脳にすり込まれてこだわりになってしまいますから、探したりしないで無視するようにしましょう」

「無視するのですか、そんな芸当自分にできるかな」

と、なんとも心もとない。

生理的飛蚊症は眼科でも「病気に非ず」と軽視されがちであるが、つねに気になって、それこそ仕事や受験勉強に差し障るという人までいる。

Bさんは職業がら、あるいは性格的にも細かいほうのようだが、あまり潔癖にならず、「また飛んでいる」くらいの心持ちで上手に付き合えばいいのにと思うのだが、それがなかなかできないのも発達しすぎた脳をもつ人間だからかもしれない。

光が走る

光視症

職人のIさん（六六歳）は網膜剥離の術後経過をみるため、半年に一回程度の診察に訪れる。どんなに待ち時間が長くても、ニコニコと診察室に入ってくるこの心の安定はなかなか真似のできるものではないと、いつも感服してしまう。

「職人かたぎ」という言葉があるが、「堅気《かたぎ》」というだけあって、律儀でまっとうな人生を歩んでいることがその表情やしぐさ、ことばづかいにも表れていて、「これぞ日本人」という感じがして、印象に残る患者さんである。

「暗いところで何か光がチラチラ走るのよ、先生。前にもたまにあったんだが、例のはく離の再発じゃあないよね」

と、今日は少し不安顔である。

診察すると、手術後の右眼も、健常な左眼も異常はなかった。

「光視症という生理的現象です。眼球の中を硝子体というゲル状のものが占めています。それはもともと網膜に糊づけされているのですが、年齢やいろいろな理由でゆるんできて、それが収縮したり動いたりすると網膜細胞が興奮して、あるはずのない光が見えたりするんです」

「ほう、なかなかむつかしいもんだね。なんでもなきゃいいや、ありがとう」

と、潔い態度で帰って行った。

漫画で頭や目をぶつけて光が出て、目がまわる様子がよく描かれるが、あれはあながち誇張とはいえない。ぶつけなくても、目をつぶって軽くまぶたのあたりをたたいても光が見えたりするだろう。網膜は神経細胞のかたまりなので、少しの刺激で発火・放電しやすく、その神経細胞の興奮が脳に信号として伝わるとき、光として自覚するのである。

一九四〇年、ロバート・ムーアというイギリスの眼科医が、健常者でも起こる「稲妻線条《いなずませんじょう》」という現象を発表した。硝子体が収縮して、とくに視野の外側のほうに稲妻様の光が発生する現象である。強度近視の人や高齢者に多いが、ときには網膜に穴があくような病気でも出る。これも一種の「光視症」で、以来「ムーアの稲妻線条」と呼ばれるようになった。稲妻は天に起きても、眼球に起きても、その正体を知らないと不気味で、怪異なものだ。

稲が結実する季節に雷が多いことから、雷光が稲を実らせるとの古代信仰があった。「つま」とは古語で夫婦の相手を呼ぶ語であり、もとは「稲の夫《つま》」であったらしい。稲と雷は夫婦関係だという。神話の世界の言葉がいまに生きているわけだ。

メガネを強くすれば

糖尿病網膜症

Cさん（六四歳）は一〇年来、糖尿病の治療を受けている。以前にも糖尿病の疑いを指摘されたが、仕事人間、医師ぎらいを決めこんできた。そのつけでいま糖尿病網膜症や腎症まで併発している。

「いつ死んだっていいんだ」が口ぐせで、医者の前では「ハイ、ハイ」と聞くが、帰ると「もう勝手放題」と奥さんは嘆く。それでもさすがに見えなくなってきてあわてたか、

「ぜんぜん見えなくては何もできない。もう少しなんとかなりませんか」と、当院にやってきた。すでに網膜症に対するレーザー治療も受けていた。

何とかなるどころではない。硝子体は血の海だし、眼圧も上がっている。

糖尿病に関連するデータも悪い。

内科の協力を得て、何とか硝子体手術や追加レーザー治療など可能な眼科的治療は行なったが、視力は両眼とも〇・一がやっとだ。

ところで、糖尿病の眼合併症というと「糖尿病網膜症」が有名だが、神経麻痺、虹彩炎《こうさいえん》や視神経の疾患などいろいろなものがある。

「もう、これ以上の治療はできません。あとは真剣に糖尿病のコントロールに取り組んでください」

と、少し厳しい口調でいった。

「じゃあ、もっと強いメガネにしてください。高くてもいいですから」

と、あっけらかんといってのける。

「いやいやCさん、あなたのは網膜という、カメラでいえばフィルムの部分がこわれているのです。いくらレンズを高いものにしても、いい写真は撮れないのです」

「エッ、メガネは効かないのですか」

といったきり、押し黙ってしまった。

糖尿病ははじめ、痛くもかゆくもないので、病気という意識が欠ける人が少なくない。眼が悪くなってからあわてても、遅いのである。むろんメガネは魔法ではない。

糖尿病の英語「ダイアベテス」(diabetes)は、ギリシャ語の「サイフォン」のことで、尿がとめどなく出ることに由来する。

日本では藤原道長の一族が糖尿病であったことは有名で、当時「飲水病」とか「消渇《しょうかち》」と呼ばれ、口が渇き、水をやたらと飲み、消耗する病であった(酒井シズ『病が語る日本史』、講談社学術文庫)。

道長は、ついには目が見えなくなっている。当時は致命的な不治の病とされていたが、いまでは痛くもかゆくもない早期に発見ができ、しっかりコントロールすれば網膜症や他の合併症を予防できるのだから医学の進歩を利用しない手はないと思うのだが、いまだにCさんのように病識《びょうしき》(びょうきだという自覚)がなく、人生の後半をみずから台無しにしてしまう人がいるのは何とも口惜しい。

おそろしい眼底出血

網膜中心静脈枝閉塞

「眼底出血」と聞くと、なんだか恐ろしげで心配になる。

だが、眼底出血にもいろいろある。眼底検査では直接、動脈や静脈を観察して微細な変化を見つけられる。動脈硬化がどの程度進んでいるか、高血圧や糖尿病の合併症は出ていないか、などを推定することさえできるのである。

会社員のEさん（五五歳）は、パソコン作業はなるべく若手にまかせたいと思っているが、不況で、今春も新規採用がなく、自身の仕事量は増え、それにつれてパソコン作業も増えてしまっている。

最近、左眼がかすむことに気づいていたが、仕事の疲れだろうと、たかをくくっていた。

ところが、春の会社の健診で眼底出血がみつかり、すぐに眼科に行くようにいわれた。

「ホントに眼底出血してますか」

「少し古いように見えますが、いつごろからかすんでいるのですか」

「それがはっきりしないのですが、去年の健診では正常といわれていました。仕事量が増えてきた暮れごろからでしょうかね」

左の矯正視力は〇・五、「網膜中心静脈枝閉塞《もうまくちゅうしんじょうみゃくしへいそく》」という、文字どおり網膜静脈の枝がつまって、出血した痕跡がある。

「血圧など、内科的な問題は?」

「以前から高血圧気味といわれ、内科では一時薬が出ましたが、いまはやめています」

「というと、内科に定期的に行っていない?」

「まあ、数値的には大丈夫というので……」

「この眼底出血は内科的に何らかの問題があることを示しています。手紙を書きますから、もう一度受診してください」

といって、情報提供書を渡した。

ところが、その内科からの返事には、「血圧も正常範囲、高脂血症もない」と、そっけなく書いてあった。

そこで、独自に採血検査をすると、食後血糖だけが高いことが判明した。食後高血糖は「かくれ糖尿病」などともいわれ、健診などで通常よく行なわれる空腹時血糖は正常だと見つからないことがある。

Eさんは、糖尿病網膜症は発症していないが、この「かくれ糖尿病」だけでなく、仕事量増加による疲労や、あるいは一時的な高血圧が加わるなどして、網膜の血管障害が生じたものであろう。これは、脳の血管障害に対しても警戒が必要な状態ともいえる。

内科が眼科所見を軽視したために、眼科にお株を取られた格好だ。医療におけるタテ割りの弊害を感じさせる事例であった。

日にちぐすり

網膜中心動脈閉塞

「何としても治したい」――。病気になると誰もがそう思う。

難治で治療法が確立していない疾患では、悲壮な顔をした患者さんを前にすると、ことばに詰まる。

七十歳代のYさんは、長年つとめて役員までした会社を五年前に退職し、自宅で畑仕事などをしながら老後の生活を楽しんでいた。

そんなある日の夕刻、右眼の異変に気づいた。翌日、奥さんに付き添われて近くの眼科に駆けつけたが、

「当院ではどうにもできない」

といわれ、大病院を紹介された。しかし、その病院では

「手遅れで治せない」

といわれた。

その後も何軒か眼科に行ったが、対応は同じだった。

網膜中心動脈閉塞――。動脈が詰まって網膜に栄養が行かなくなる病気で、数時間以内に再還流しないと栄養の途絶えた網膜は死んでしまう眼科の重要な救急疾患のひとつである。しかしほとんどの場合、手遅れになるなど、劇的に改善する例は非常に少ない。

納得できないYさんは、

「何としても治したい」

と、はるばる関西から受診したのだった。右眼の視力は○・○一。純医学的にいえば、なす術はない。だがこういう場合、とにかく思いのたけを話してもらうのがいちばんである。

医学的診断はするが、患者の思いに耳を傾け、つらさを共有しようとする医師は少ないように思う。医師が時間的余裕がないということもあろうし、診療報酬の制度がそのようなことを想定して評価するシステムになっていないことも大きな要因である。

だが、Yさんはそういう医療側の対応におおいに不満で、あせりと怒りで自分の病気と正しく向き合う機会を失ってしまったように見える。

思いを聞いたのち、病気とその行方についてできるだけていねいに説明し、

「遠方からで恐縮だが、一カ月後にもう一度様子を見せてください」

といった。

これは私という一人の医師がYさんの病状を案じていることを示すサインになる。

一カ月後、

「日にちぐすりで、少しはいいようです」

というYさんがいた。

「日にち薬」――。関西で使われることばらしい。ひとが病気を受け入れはじめたことを示す、至宝の語感である。

黄斑にもシワができる

黄斑上膜

とくに不都合はないのに、「緑内障は大丈夫か」「白内障は……」と受診する人がいる。

眼科のこの二病名は有名どころだが、名前は知っていて、何となくおそれている人は少なくないのだが、その正体をよく知って「大丈夫か」と聞いているとは限らない。

それで、いつもそう聞いてくる患者さんには、

「あなた、いつも緑内障、白内障といいますが、目にはもっともっとこわい病気がたくさんあるんですよ。白内障、緑内障ならまだ治療法が決まっているからいいのですが」

などと、つい語気を強めてしまう。

最近は、その有名どころに「黄斑変性」が加わった。

「加齢黄斑変性の浸出型」は脆弱な血管が増殖する難病で、欧米人の主たる失明原因になっていたが、日本人にも増えている。

脆弱《ぜいじゃく》で出血しやすい「新生血管」が失明の元凶であるが、その増殖を抑える注射薬が利用できるようになってきたことでメディアによく登場するようになったからだ。だが……、

「目がかすむので、近所の眼科へ行ったら黄斑変性といわれ、お薬をもらっています。『黄斑変性は注射で治る』と新聞に書いてあったのですが……」

Uさん（七〇歳）もそういって来院した。

「たしかに黄斑に少しシワが寄っていますね」

「黄斑って何ですか」

Uさんはその記事を詳しくは読んでいないようだ。

「黄斑というのは、網膜の真ん中あたりの、いちばん感度のよい場所の名前です。黄斑変性は特定の病名ではなく、黄斑という場所に病変があるも

の総称です」

「それで、シワは注射で治るのですか？」

「あなたが見た記事はたぶん加齢黄斑変性《かれいおうはんへんせい》という病気のことで、あなたのは黄斑上膜《おうはんじょうまく》という別の病気です」

Uさんの黄斑上膜も外来でよく見られる、これもひとつの黄斑変性で、皮膚のシワのような加齢変化が黄斑部に生ずるものだ。見ようとするところがゆがんだり、ぼやけたりして、見え方の質は明らかに低下する。

硝子体手術が治療選択肢にはなるが、網膜の病気は一筋縄ではなく、すっかり「治る」というところまでは、なかなか至らない。

黄斑病変と最新テレビ

加齢黄斑変性

近年、夜でも明るすぎるほどの環境で、われわれは生活している。

私が子どものころは裏廊下やトイレが暗く、とくに田舎の親戚の家に行くと夜は暗くて怖かったものだ。

「息子にはいえないのですが、映像が鮮明すぎて、かえって疲れて、長くは見ていられないのです」

そういうSさん（七三歳）はテレビドラマが大好きで、孝行息子が彼女の誕生日に大型テレビを買ってくれたのだという。

だが、両眼に軽度の「萎縮性加齢黄斑変性《いしゅくせいかれいおうはんへんせい》」があるSさんにとっては、鮮明すぎる画像は刺激が強すぎるのかもしれない。

黄斑部とは、ルテイン（目に存在するカルチノイド）などの黄色色素が豊富な網膜の中心部分の名称で、網膜のうちでもっとも感度のよい部分である。この色素の存在で、網膜に有害な青色光を吸収し、網膜を守る役割を果たしている。しかも、日本人は白人にくらべて色素が多いので、黄斑の病変が少ないというのが相場であった。

ところが今日、視覚環境の変化もあってか、黄斑病変が増えている。「加齢黄斑変性」はその代表格で、視力低下、歪視（ゆがんで見える）などの症状を呈する。もろい新生血管が増殖する「浸出型」と、黄斑部の正常網膜が徐々に減ってしまう「萎縮型」があるが、どちらも難治だ。

九州の久山町で行なわれた疫学的調査によると、六十歳以上の人口の一・三パーセントに加齢黄斑変性がみつかった（このうち一・二％は浸出型、〇・一％が萎縮型）という。

健常者からみると、最新の大型のテレビは鮮明で映像はすばらしいのだが、黄斑に病気のある人にとっては刺激が強すぎることもある。目まぐるしい画面に誘発された「光過敏性てんかん」が問題になったことも記憶に新しい。

加えて、今度は「立体テレビ」なるものが出現し、そして早くも「映像酔い」という新語も出てきた。立体視が完全でない人は約三〇パーセントあるともいわれ、さらに眼疾患をもてば立体視機能は低下、または欠如することになる。

そういう人たちにまで、立体テレビのような、不自然（自然視とは異なる）で、異常な視環境を提供することは正しいのだろうか。無理やり不必要な負荷試験をしているようなものだ。

ものは脳で見て解析するわけだから、このような異常な負荷テストを行なえば、脳は異常な興奮を起こす。そういう刺激のくり返しが、健常な人間の精神へ影響することはないのか――私はおおいに懸念している。

健常者だけを意識した技術の進歩は、目に障害をもつ人への配慮に欠けているといわざるを得ない。

高輝度・高コントラスト、画像の動きやサイズが網膜や脳細胞にどれだけの負担になるか、眼疾患を有する場合の検証も必要と思う。

ホラー映画まがいの体験

網膜色素変性

「トンネルに入ったとたん、とつぜん視野が真っ暗になってしまい、無我夢中で急ブレーキをかけてしまいました」

運転中の突然の出来事にSさん（四四歳）は恐怖を味わった。まさに危機一髪のところで事故をまぬかれたのだった。

ホラー映画まがいのこの体験は一般道のトンネルで起きた。さいわい交通量が少なく、大事故には至らなかったが、「こんな体験は初めて」だということ。

だが、Sさんの視野の異変には理由があった。

彼女は以前からうす暗いところが苦手で、六年ほど前には眼科で「網膜色素変性」と診断されていたのだ。

当時彼女は、合格率が低く難しいことで有名な社会保険労務士（社労士）の資格を取るための勉強に忙しく、眼科で診断を受けたときもそれほど不自由しているわけではなかったので、あまり気にすることなく放置していた。

その後、社労士としてグループで事務所をつくり、企業の労務管理や経営コンサルティングを行なっていたが、少しうす暗いところなどではものや人にぶつかったり、暗い階段をおりるのがこわいと感じてはいた。しかし、机上の仕事や昼の車の運転にはほとんど支障がなかったというから、この病気ではあっても、ごくごく初期であったといえる。

「網膜色素変性」は、網膜の視細胞が徐々に脱落する進行性の病気で、多くは中心の視力は当初よく保たれるものの、周辺の視野（見える範囲）が徐々に狭まってくる。それに伴い、暗いところに順応するまでの時間（暗順応時間）がのびてゆく。病初期だったSさんの病状も、徐々に進行していったものと思われる。

治療法はないが、紫外線を避けたり、ビタミンA、ドコサヘキサエン酸

（ＤＨＡ）などが「進行抑制効果」があるとする、かなり信頼度の高い研究はある。

よく、トンネル内でも前照灯、尾灯をつけない人をみかけるが、高齢者ではとくに眼に病気がなくても、全体に視機能は低下していると思ったほうがいい。また、Ｓさんのような、暗いところが苦手な病気の人もいる。そういう人にとっては尾灯がついていないと、車の存在を確認しにくいものだ。

健常者こそ、思いやり運転が必要である。ちなみに、アメリカには昼だけ有効な免許制度のある州がある。さすがの配慮である。

富士山が見えない

錐体ジストロフィー

「あんなに大きくて気高い富士山なのに、今日のような天気がよい日でも見えなくなってきました」

富士山の絶景スポットに住んでいるGさん（五三歳）がそういった。

Gさんは私の大学病院時代からの患者さんで、二〇年以上のお付き合いになる。最初のころは、見にくい、まぶしいなどの訴えはあったが、視力もよく、眼科的な異常所見も見いだされなかった。

そういう症例をみると、多くの眼科医は心因性疾患を疑う。患者さんにしてみれば具合が悪くて受診しているのに、「異常が見つけられない」からといって「心因性」と短絡的に結びづけられては救われない。

私は、今日の眼科検査は万能だとは思っていない。だから「見にくい理由を見つけるだけの精度がないだけだ」と考えて、Ｇさんの経過観察を長く続けてきた。

その間に視力は徐々に低下し、いまや両眼とも〇・〇五である。

彼は自営業で、家族や従業員に助けられて何とか仕事は続けているのだが、今日は冒頭のような話になった。これはＧさんにとって大きなショックのようだ。

しかし、いまだに網膜など眼球の異常は診察では検出できない。ただ特殊な方法で網膜細胞の活動の様子を電気的に測定すると、「錐体《すいたい》」という視力や色覚をつかさどる視細胞の反応がだんだん低下してきていることがわかった。

「錐体ジストロフィー」

という病気なのだ。

網膜で最初に外界の情報を入れる視細胞には「錐体」と「杆体《かんたい》」があることは、中学校の理科で習う。錐体は色や形を見る昼用の細胞で、杆体は暗いところで光を感知する夜用細胞である。

Gさんは、このうちの昼用細胞（錐体細胞）を徐々に侵されてしまい、今回のような事情になっている。

残念ながら治せるようなよい治療法はないことは説明しており、本人もそれを納得している。それでも、

「わたしの目のことがわかるのは、長年診てもらっている先生だけだから」

と、私に定期的に診察することを求めるのである。

お饅頭

裂孔原性網膜はく離

友人のＫ君は高校時代の同級で、当時から近視は強かった。

前にも触れたが、強度の近視はただメガネの問題にとどまらず、網膜や、視神経や、眼球の位置に関する支障を起こすことがある。彼の伯母《おば》にあたる人も、さらに強い近視で不自由していたから、家系的にもそういう遺伝子を有しているのかもしれない。

これもたびたび述べているが、強度近視の人はなぜか頭脳明晰である。彼も高校時代から秀才であった。

その彼から久しぶりに病院に電話がかかってきた。

「こんどは左眼がピカピカする。心配だから診てほしい」

という。

友人だから、有名人だからと特別扱いをしているときりがないので、原則は順番どおり予約してもらっているが、K君は一年前に右眼の網膜に穴（裂孔）があいてレーザー光凝固治療を行なっており、左眼にも同様のリスクがある。

そこで翌日来てもらい、診察した。

さいわい、前からある網膜周辺部分の変性に変化はなく、穴はあいていない。

「大丈夫そうだ。ピカピカは生理的範囲の光視症だろう」

と、私も一安心した。

ところが、一〇日ほどしてまた電話がかかった。

「こんどはお饅頭みたいなものがぶら下がってきたよ」

という。

「この訴えは尋常じゃない」と感じ、その夜すぐに来てもらい、診察した。

すると、なんと今度は本当に網膜に穴があいて、そのまわりが剥離しているではないか。その剥離した部分が「お饅頭」のように視野を邪魔していたのだ。

すぐに網膜剥離の専門家に依頼して手術をしてもらい、とりあえずことなきを得た。とりあえず、というのは視力は十分出ているが、どうしても後遺症としての歪みが生じて眼精疲労が強そうだからである。

話していても、疲れるのか涙をふいたりしている。

ただ、彼は自身の会社を経営するトップであり、人生の御し方、病気の御し方を心得ているのだろう。高度な眼精疲労がありそうなのに、ほとんど繰り言をいわない。うらやましい限りだ。

彼が電話で「お饅頭」という変わった表現をしなかったら、

「診たばかりだし、彼はいささか心配性だから」

と放置してしまったかも知れない。そう考えると、訴えをよく聞くのは大事だと改めて思う。

「まさか、友人に限って」——という思い込みは禁物である。

目の息が続かない

虹彩炎

強度の近視と白内障を抱え、また一度だけ一過性の軽い虹彩炎が出たことのあるF氏。

もう六十歳を過ぎたであろうか。いくつかの大学で教鞭をとりながら、執筆活動をしている文化人である。

以前から見え方の不調を訴え、将来に不安を抱えてもう一〇年以上も定期的に診察室に現れる。この間、検査上はほとんど変化していない。

その日も検査結果を示しながら、

「虹彩炎も出ておりませんし、病状に変化はありません」と告げると、F氏はいつになく語気を強めていった。

「先生、いつも変化ないとおっしゃいますが、最近とくに調子が悪いのです」

「どんなふうにですか？」

「なんというか、目の息がつづかない……」

F氏は読書好きで、待ち時間のあいだも読むのだろう。診察室にも必ず本を一冊抱えて入ってくる。

ところが、以前は何時間でも好きな本が読めたのが、最近では一〇分と続かないのだという。

医師は慢性疾患をみていて、前回と変化がないと、いとも安易に「変わりありません」「心配ありません」を連呼するが、今日の私も患者数が多かったこともあって、そんな対応をしたに違いない。

だが、ここで「虫の息」ならぬ「目の息」ということばに、わたしは強く心を動かされた。

たしかに、視力や視野検査はその時点の視機能の「瞬発力」を示すものであって、「持続力」を示すものではない。

F氏はそのことをいいたかったのだ。

医学的には重症ではなくとも、本人の自覚は日々不調で、心配が高じて、ついつい医者通いになっている人はじつに多い。Ｆ氏のような文化人でさえ、たぶん頭ではある程度わかっていながらも、医師の診察と言葉を求める。

医師はそうした患者さんに、「変化はありません」「心配ありません」とオウム返しにいうばかりでは納得は得られまい。

なぜなら、それでは医師自身が患者さんの不安や不快さに同情と理解を示したことにならないからだ。むしろ、面倒くさがっている姿さえ浮かびあがってくる。

適切な助言を与え、患者の負担を軽減する役割が、医師にはあるはずである。

私はＦ氏から、眼科検査では検出できない「持続力」という視機能の隠された側面を学んだのであった。

眼の寿命と目姿

ベーチェット病

先日、八十歳の女性が当院の看護師長に、

「わたしの眼の寿命がわたしの命よりも一時間でも長くあってほしいと頑張って通院していきます」

といって外来をあとにしたという。

眼科でも「これで絶対」という治療法がなく、患者さんとともに「闘病」しなければならない病気がかなりある。

臓器が機能不全になれば「死」があるが、眼がいかに不自由になっても「死」は訪れず、耐えがたい「生」が延々と続く。だから眼の慢性病や恒常的な症状をもつ患者さんも、その家族も大変なのだ。

眼科医は、医師として治療できることには限界もあるが、専門的知識を持った立場でそうした大変さをともに理解し、付き合う必要がある。けれども、いまの日本の医療システムは遺憾ながら、そのような医療を評価しようとしない（拙著『三流になった日本の医療』参照、ＰＨＰ研究所刊）。

「ぶどう膜炎」も、そんな慢性病になりやすい病気のひとつだ。

「ぶどう膜」とは、眼球の虹彩《こうさい》、毛様体《もうようたい》、脈絡膜《みゃくらくまく》の三つの総称で、眼球を層状に取りまく血管や神経が豊富な組織で、ぶどうの房のようにみえる。

ベーチェット病やサルコイドーシスなど、厚生労働省指定の難病の部分症状として起こることも多い。なかでもベーチェット病は炎症が再発・慢性化しやすく、眼だけでなく、粘膜、皮膚、関節など全身に症状が出る。

男性に多く発症するが、五年来この病気で苦しんできたＵさん（四一歳）は自動車販売会社の女性営業社員である。やる気まんまんで、成績も地位も上がっていたある日、見えにくさが襲った。

診断の結果、「ベーチェット病」と判明。眼以外にもいろいろ症状を抱えながら、仕事を頑張っていたことがわかった。試行錯誤の治療もあまり奏功せず、視力もだいぶ低下した。

「また再発して、仕事ができません」

と、泣かんばかりの表情でやってきた。もう一〇回以上の再発・再燃を経てきている。

「きびしいですね。新しい薬、挑戦しましょうか」

――相談のすえ、新薬での挑戦がはじまった。最新のバイオテクノロジーを駆使してつくられた製剤で、この病気（ベーチェット病）への応用の歴史はまだ二年あまりである。

半年後、

「最近再発がありません。それにお客さんから近ごろ目姿がよくなったねといわれます」

と、うれしそうに語るUさんがいた。

これが続いてくれればUさんの眼の寿命は延びるのだが……。長期の効果はまだ未知である。

助けてくれるのは若い人

ベーチェット病

「助けてくれるのは若い人ばかりですね」

もう三〇年以上も前にベーチェット病に罹患し、ここ二〇年間は両眼とも明暗がやっとわかる程度の視覚障害になりながら、妻子を養ってきたKさん（五四歳）。

私はその三〇年前からいままで、ずっと彼を診察してきた。

病気が激しかったときは休職し、その後、国立リハビリテーションセンターで視覚障害者のための職業訓練を受けた。奥さんの応援、職場の仲間や上司の応援もあって元の職場に復帰することができ、音声ソフトなどを使いながらあらゆる仕事をこなしてきた。つらい時期はあっただろう。

白杖を使い始めたころは、

「自宅の近くに行くと、どうしても折りたたみ式の白杖をカバンのなかに隠してしまうのです、見えるふりをして歩くのです」

と話したことがあった。

いまは、誰の手も借りずに、どこへでも行け、不自由はありながらも人並みのことは何でもやろうとするKさんなのである。ところが……、

通勤電車に乗るときに誤って電車とホームの間に落ち、両足を骨折するという重傷を負った。ちょっと急いでいて、いつも利用する車両とは異なるドア口を利用しようとしたときの出来事だったという。

「慣れはこわいです、反省しました」

「ホームでは誰も助けてくれないのですか?」

「みなさん急いでいますからね。邪魔にはされても、誘導してくれる人はいませんね。こちらから助けを求めればいいのでしょうが、お互いに遠慮してしまうんでしょうね。もっとも、困ってお願いしたときでも、たいていの大人は無関心を装っています」

そして、それに続けていったKさんの一言が、冒頭の「助けてくれるの

は若い人ばかりですね」である。

「今時の若いものは……」などとわれわれはすぐにいうが、じつは反対なのではないか、というのが長年ロービジョン者として社会生活をしてきた彼の感想のようである。

困ってお願いするというのは、どんな時で、どうするのかと思って聞くと、不慣れな土地に行ったときなど、周囲の人に聞こえるように、「すみません、どこどこに行きたいのですけれど」と声をかけるのだそうだ。若いときは、それをいうのに勇気がいったが、最近は平気になったという。そういうのに反応して、肩を貸してくれてバス停まで連れていってくれたりするのは、女子学生に多いという。

「そりゃあ、Kさんがすてきだからですよ」

などと茶化しながらも、若人の頼もしい姿に思わず頬が緩んだ。

眼が不自由で転倒事故

原田病

日本の近代眼科は臨床医学でもっとも歴史があり、明治初期から非常に盛んだった。それゆえ病名にも冠され、世界に名の知られた眼科医も多い。「フォークト・小柳・原田病」で知られる原田永之助もその一人で、医師になってはや四年目にこの病気を見つけた。

この病気は「ぶどう膜炎」に分類され、日本人に比較的多い。色素を伴う細胞を標的として起こる自己免疫反応で、網膜やぶどう膜のほか、皮膚、内耳、脳のクモ膜などに炎症が起こる。しかも、慢性化や再発を起こしたり、白内障や緑内障といった合併症も出るので一筋縄ではゆかない。

主婦のRさん（六二歳）は八年ほど前に、この病気にかかった。

何となく見え方が変で、疲れると思っていたら、やがて両眼とも見えなくなってきたばかりか、頭痛や耳鳴りも出てきたという。

当時、関西に住んでいたが、近所の眼科では手に負えず、大学病院の眼科に入院し、点滴治療などを受けた。いったんは改善したが、ここ数年、再燃をくり返していた。その後、関東に転居することになり、転居先に比較的近い当院に通うようになった。

テニスをしたり、健康体操をしたりと元来活発な方なのだが、徐々に視力低下の傾向にあった。ただ入院するほどではないので、外来に頻繁に通院してもらっていた。

診察予定日の正午ごろ、受付から電話が入った。

「午前予約のRさん、来院途中でケガをして別の病院に行ったので、予約時間に大幅に遅れるそうですが、受けていいですか」

診察予約時間が終了する四時ごろ、痛々しい姿の彼女が現れた。

「ケガですって？」

「ええ、駅の階段からころげ落ちてしまいました」

「えっ、何段目から?」

「あと二、三段というところで、けっこうハデにころんでしまって」

転倒による死亡事故は、国内でも年間約四〇〇〇人にものぼるという。転倒というと、足腰の不自由なためと思いがちだが、高齢者の転倒事故の四分の一は「目の不自由さ」が原因だという指摘を外国の教科書に見つけた。

Rさんもスポーツ好きで、足腰には自信があったので、やはり最近の視力低下がおおいに影響した転倒だったのだろう。

「視覚」の問題での転倒とはついぞ私も気づいていなかったが、みながこのことを再認識して、公共施設の安全や介護福祉に役立てる必要がありそうだ。

信用できないカレンダー検査

特発性視神経炎

視神経の二大疾患というと、「特発性視神経炎」と「虚血性視神経症」とがある。特発性というのはたいして意味がなく、たんに「原因不明」ということである。

筆者の専門が「神経眼科」ということもあって、私の外来にこの二大疾患は非常に多い。前者は五十歳以下、後者は六十歳以上に多く、いずれも急に視力が落ちて、ときには回復しにくい性質を持つ。たいていは片眼だが、両眼に出ることもある。

「先生、また見えにくくなったみたいです。前見えていたカレンダーの数字が見えなかったりするのです。再発でしょうか」

三年前に両眼の視神経炎を患い、視力回復が十分でない四十五歳のSさんは仕事をやめざるを得なくなり、障害年金を申請した。そして、来院のたびに同じようなせりふをいう。

だが、この二年あまり、検査や診察の結果は悪化を示していない。

しかし、日常生活で相当不都合があることは確かで、何か失敗したり、見たいものが見えなかったり、見まちがいをしたりするたびに「悪くなったのではないか」と思うのだろう。

あるいは、健常なころの見えた体験が刷り込まれているから、頭ではわかっていても、見えにくい毎日を、いつの間にかよく見えたころの体験とくらべてしまうのかもしれない。

「視神経の病気になると、健常者のようにいつも同じようには見えないのです。さっき見えていたものが、夕方には見えにくいなんていうことはよくありますよ。疲れや、明るさなども影響しますから、カレンダー検査は必ずしも信用できませんよ」

「でも、再発しやすいのでしょう?」

「いやいや、それは個人差があります。Sさんは再発しやすさの指標になる自己抗体という血液中のデータが陰性ですし、二年以上再発がないので、その確率はだいぶ減ったと思いますよ」

それでも、定期予約の前に、「再発したみたい」と再診する。

何回も診れば再発を防げるならよいが、そういうものではない。

だが、不安の解消につとめるのも医師の仕事だから、こちらも気長に付き合うしかないだろう。

そうこうしているうちに、彼女が、あんま・マッサージ・指圧師の資格を取るために盲学校に入ったと、報告に来た。

それからは通院の回数が減った。病気とともに生きる新たなエネルギーが出てきたということだ。

頭で視野を組み立てる

視神経症

網膜や視神経などの病気で、視野が極端に狭くなる人がいる。

Bさん（三二歳）は、一年前に両眼の視神経の病気になり、一時は両眼失明状態だったが、治療により、何とか右眼だけは〇・三の視力が残った。

そして、仕事にも復帰できたのだが……。

「毎日午後になると頭痛がして、ときどき吐いてしまいます」

「それは困りますね。どんな、仕事でしたっけ？」

「配線図にしたがって回路を組み立てる仕事です」

Bさんの視野は中心五度くらいしかない。

「どの程度見えるのですか、その配線図が」

「眼が悪くなったのだからといって上司が拡大コピーで渡してくれるんで

すが、拡大だとかえって困るんです。部分は見えますが、全体のつながりがわからないのです。結局、元のサイズに戻して部分部分を頭に入れて全体を組み立ててから作業するので、すごく時間がかかります」

私はBさんの臨床データを熟知していながら、その話を聞くまで、仕事上の苦労や眼精疲労のひどさに想像が及ばなかった。

そして私はこのとき、版木にむしゃぶりつくようにして版画を彫る棟方志功の姿を浮かべていた。

棟方は強い近視用凹レンズを用いてもなお強い近視が残り、しかも片眼は失明していた。極端に眼を近づけないと見えなかったのだ。近づければ大きくは見えるが、全体は見えない。そこで彼は部分部分を見ながら頭の中でそれを組み立て、絵の全体を把握していたという。

Bさんの上司は治療のため休職していた間も、いつも気にかけてくれ、

「少しでも治ったら戻ってこい」

といったそうだ。Bさんとしては、そういわれるのは有難いようだが、なかなかよくならないことに焦りを感じたという。

この上司は一度私のところに病状を聞きにきたことがある。だから、完治しないだろうということは承知なのだ。

私はBさんに、「回復がむずかしいのに〝待っているから、完全に治してから戻ってこい〟といわれるより、あなたの上司のことばはよほど理解があるよ」と、いつも話していた。

「待っているから」という親切ごかしの言葉の裏に、「完全に治らなければ仕事はないよ」という意味が隠されていることがあるからだ。そうした圧力に屈して退職してしまった人を、なんと多く見てきたことか――。

近年、就職難がとりざたされるが、視覚障害者の再就職の機会はゼロに近い。

Bさんはいま、日々、ひどい眼精疲労を抱えながらも、上司の理解と信頼に応えようとしている。私は、医師としてはこれ以上なす術を持たないが、彼の努力をじっと見守ろうと思う。

インフルエンザ予防接種の副反応

小児の視神経炎

S君（三歳）の両親は共働きである。

けさ起きてから、S君はいつもと違って母親のそばを離れようとせず、保育園に行く途中も、母親の手をぎゅっとつかんで離さない。

「へんだな、とは思ったのですが、とにかく保育園にあずけて勤め先に出かけました」

ところが、一時間もしないうちに保育園から電話がかかってきた。

「S君、どうもへんです。いすに座ったまま動こうとしません。目がよく見えていないのではないでしょうか」

——保育士がそう告げた。

不安な様子の両親とやってきたS君、正確な視力検査はまだできないが、絵指標検査では両眼とも〇・一も見えていない。対光反射も鈍く、眼底をみると左の視神経が少し腫れている。

「カゼひきませんでしたか?」

「いいえ、ずっと元気でした。それで、五日前に新型インフルエンザの予防接種を受けました」

「なるほど、予防接種後の視神経炎でしょうね。インフルエンザやほかの予防接種後、数日から二、三週後に視神経に炎症が出る例が散見されることは以前から知られています。大半が一、二カ月以内にほぼ完治します」

私もこれまで、予防接種後視神経炎を数例経験しているが、全例小児で、全例回復している。しかし、ごくごくまれに、ほかの神経系にも病変が及んで難治になるタイプもあるので予断は許さない。

治療法は確立していないが、視神経の急性変化を救う意味で、三日間副腎ステロイド薬の点滴を受けることとした。さいわい、S君は順調に回復している。

この症例とは別に、二〇〇九～二〇一〇年にかけての日本における、いわゆる新型インフルエンザ騒動のあいだに、インフルエンザ自身による視神経炎例の小児例も一例経験した。これも完治している。

新型インフルエンザは、通常の季節性インフルエンザに比して、重症度も致死率も低く、二〇一〇年三月には、流行はもう沈静化した（厚労省発表）。

新型インフルエンザによる死亡者は一九八人であったが、この間、メディアはそろってそれを一人目からいちいち報道し、新聞にはしばしば「国内で何人目の死者」などという見出しがみられた。

季節性インフルエンザでは多い年で約一万人の死亡者が出るが、それをいちいち報道したりはしないのに、今回のは明らかに過剰反応であった。

それに、新型インフルエンザワクチンの副反応での死亡者も二〇一〇年四月までに、高齢者を中心に一三一例あった（〇・〇〇〇六％、厚労省）が、こちらはあまり報道されなかった。まさに偏重である。

ただ、今回、日本の国民はそうしたメディアの扇動にまき込まれず、冷静で賢かったのではないだろうか。国があわてて購入した輸入ワクチンは二三三万回分、三〇億円が使われずに有効期限が切れたという（朝日新聞、二〇一〇年四月八日）のも、多くの国民が輸入ワクチンは接種しないと、みずから決断したからである。

医療の世界ではよかれと思っての処置でも、ごくごくまれながら、思いがけない副反応が出る。そのことを当然のことと知ったうえで、医療者も患者もどちらも責任転嫁せずに医療の恩恵にあずかるべきであろう。

子どもとキャリーバッグ

視神経症

Vさん（六五歳）は息子夫婦が共働きなので、二人の孫の面倒を見ることが多い。いつもニコニコ笑顔で、話好きで、孫からは「やさしいおじいちゃん」と慕われている。

糖尿病があるため、網膜症を心配して、年に一回程度の眼底検査を欠かさない。

定期診察のおり、そのVさんが、

「街を歩いていると、よく子どもにぶつかって、今日も危うく転ばせそうになってしまいました。これじゃあ孫の面倒みるのも危ないなと思ったりして……。眼のせいじゃないでしょうね」

とたずねる。

視力は良好で、糖尿病網膜症もない。

念のため視野検査をしてみると、両眼とも確かに視野の下方の感度が低下している。

「いつから、そんなふうになりましたか？」

「いや、それがいつからかはっきりしません。

初めに気づいたのは、キャリーバッグなんです。人が通り過ぎたからと思って横切ろうとしたら、その人が引いているキャリーバッグにつまずいたんですね。

このごろはテレビなどで危険だと報道するし、引いている人はマナーを守って気をつけなさいというようになりましたが、そのころはぶつかったほうのわたしがえらくどなられましたよ。

うん、ですから、あれがはやり始めたころからですかね……」

つまり、ある日突然というより、徐々に進んできた現象なのだろう。

下方の視野が欠ける場合、緑内障、虚血性視神経症《きょけつせいししんけいしょう》など、病気はいろいろ考えられるが、Vさんの場合、どれともいい難く、「視神経の病気」という意味で、「視神経症」という大雑把な病名をつけてしばらく経過をみるしかない。

臨床現場では、確定診断がつけにくいこのような症例は決して少なくない。視力が良いと医師も本人も視野異常に気づきにくいものだ。

だが、下方視野に欠損があるとVさんのような失敗が起こる。また人によっては、段差や階段を下りるのにも不都合になる。

それは、日常生活の大部分が、中心から下の情報で成り立っているからだ。健常者の視野も、上半分より下半分のほうが広いのは、合目的的である。

アメリカでは視覚障害の判定基準に「下半視野」を重視した項目があるが、日本にはそうした配慮はない。下半分の視野の大切さが正しく理解されていないせいである。

遺伝子病は永遠の課題

レーベル遺伝性視神経症

エンドウ豆の形質（遺伝型に現われる性質）に注目して発見された「メンデルの法則」は中学の理科で習う。

ところが、この遺伝法則に合わない遺伝形式もある。

「ミトコンドリア遺伝子病」もそのひとつだ（ミトコンドリアは細胞の中でエネルギーを供給する小器官）。

このミトコンドリアは母親だけから受け継ぐので、「メンデルの法則」に合わないのである。

「レーベル遺伝性視神経症」もミトコンドリア遺伝子病で、両眼とも視力が低下し、次第に視神経が枯れてしまう病気である。

Kさん（三四歳）は、八年前にこの病気を発症し、視力は両眼ともに

○・○四という、非常に不都合な状態にある。
「ようやくふっ切れましたが、発症のころはつらく大変でした」

たしかに発症当時は、

「治りにくい病気だ」

と説明しても、

「何か方法はないか」

と食い下がり、しだいに仕事にも支障が出て、気力も失せ、休職となった。患者本人だけでなく、遺伝のもとになった母親も苦しみ、自殺を企図し、家庭崩壊寸前であった。

昔は、患者に提供する情報を医師が選択することができ、遺伝の詳細も必ずしもいわなくて済んだ。だが、いまはすべての医学的情報は包み隠すことなく提供しなければならない時代である。果たしてそれがよいことかどうか……。

Kさんは遺伝問題にまつわる難題を自身で乗り越えたが、誰もが容易に解ける問題ではない。

眼科における遺伝疾患は、レーベル遺伝性視神経症のほかにもいくつかある。先天的色覚異常、網膜色素変性、優性遺伝性視神経萎縮などがその代表的なものである。

こうした「遺伝相談」は臨床において非常に重要な要素で、私も院長という仕事がら、そうした相談がときどきある。しかし、ここでの短い文章ではいい尽くせないが、それぞれの疾患、症例ごとに事情がまったく異なり、医師としては遺伝の学問的な側面を説明する以上のことはなかなかできない。

遺伝問題は、人間という生物にとって、また生活者としての人間にとって、もっとも解決のむずかしい問題であることは間違いない。

たまたま見つかった視野異常

視神経低形成

ＯＬのＵさん（二八歳）は、自転車で走行中、人を避けようとして転倒し、右のおでこのあたりを打ちメガネが曲がった。

ケガもなく、「たいしたことはない」と思っていたが、メガネのこともあり、近くの眼科に行った。

視力検査のあと、目をみてくれた先生が、

「まあ、大丈夫と思うが、念のため」

と視野検査をしたところ、

「あれれ、下の視野がすこし欠けているところがあるな……。紹介状を書くから」

という経緯で、当院を受診した。

紹介状には、「軽微な外傷だが、外傷性か緑内障かはっきりしないので精査して下さい」と書いてあった。

最終的に確定した診断は、両眼の「視神経低形成」――。

生まれつき視神経が細く、一部の神経線維の発達が悪く、視野が欠けた状態である。

緑内障に似た視野を示すことがあるので、しばしば緑内障として治療を続けている人をみかける。いちばんの違いは、緑内障と違って、非進行性であることだ。

Uさんのは軽症なので、視力もよく、視野異常の自覚もない。自転車事故をきっかけに、たまたま検査で見つかったのである。

注意していると案外多いものだが、緑内障と紛らわしい例もたしかにあり、そういう場合は数年にわたって経過をみて、非進行性かどうかを確かめることが大切である。

ちなみに、この病気を緑内障と診断した医師は、病気が進行しないので「自分の治療が成功している」と思いやすいので、たちが悪い。そうなると、患者もその医師を信用し、ずっと通院するだろう。緑内障はいったん診断されると、一生、眼科医と離れられず、点眼もずっと継続しなければならない。

もし緑内障でなく、視神経低形成の人が一生眼科医に通院し、治療を続けたとしたら、その人の人生のなかで、医療費と薬剤費、通院時間や待ち時間を含めた病医院の滞在時間、それに加えて、多かれ少なかれ病気を有していることでの心理的ストレスの合計がムダになるわけで、その損失は計り知れない。

Uさんが最初に受診した眼科医は、結果に疑問を持ち、即断しないでセカンドオピニオンを求めた。別の専門家に意見を求めるこの「セカンドオピニオン」は、患者でも、医師でも求めることができる当然の権利で、正しい結論を得るための妥当な手段である。

まばたきが多くなった

チック

無意識に行なうまばたき（瞬き）は、男性で一分間に二〇回、女性では一五回前後とされる。それが不安があったり、緊張したりすると多くなることは医学的にも証明されている。いわば、まばたきはその人の心の状態を反映しているともいえる。

「まばたきが多い」

という訴えで眼科を訪れる人が、時にある。

六歳になるS君もそのひとりであった。

母親にうながされて診察室に入ってきたのだが、どこか落ち着かない様子で、しきりにまばたきをしている。そしてときどき強く目をつぶる。

「一カ月くらい前から、こんなふうにまばたきばかりするようになりました。目の病気でしょうか」

しかし、診察しても眼に異常はない。

「もうすぐ小学校に入るので、不安なのでしょうか」

母親はひとりっ子のS君をいつもよく観察しているらしく、すでに子どもの心の乱れを察知しているようである。

「そういうことがきっかけになることはよくあります。でも、成長してくればたいていは治ります。ただ、すぐに治るのでなく、時間がかかることもありますから、まばたきが多いことを注意したり、叱ったりしないであたたかく見守りましょう」

「チック」の初期症状として、まばたきが多くなることがよくある。

三〜十三歳に起こりやすく、従来は「心因性」とされていたが、最近では脳の神経伝達物質の発達に伴うアンバランスによるものと考えられている。

叱られたり、病院や初めての場所に行ったり、知らない人が来たりして緊張が高まると、この反応がよけいに目立つのである。

S君もこれに準ずるものと診断した。

また、医学的にはチックとは別物だが、まばたきと一緒に、眼球がすばやく上のほうにクルッと上がって、すぐに戻ってくる不思議な眼球の動きをする現象も、よく子どもにみかける。

このように子どもでは、成長過程にいろいろな変化が眼に現れることがある。こうした変化にあまり神経質にならず、成長過程の一つの症状ととらえたいものである。

やや長引いたり、成人しても残る例もないことはないが、間違っても育て方が悪いとか、友だちが悪いなどと解釈しないことだ。

S君も、数回受診するうちにまばたきは目立たなくなり、小学三年生以降はもう受診しなくなった。

ウソをつくとまばたきが増える

詐盲

裁判や国会で証言する人の表情を見て、正直に話しているかどうかを判断するひとつの手がかりに、まばたきがある。虚言を弄しているときには、まばたきが増えることがわかっているからだ。

虚言だけでなく、緊張や不安時にまばたきが増えること、逆に集中して一生懸命見ようとするときには減ることも知られている。

そもそも、なぜまばたきをするのか――。

「目の表面の湿潤を保つため」といえば誰でも納得する。

詳しくいうと、まばたきを引き金に涙腺から涙を出し、涙点（目頭寄りのまぶたの辺縁に上下に開いている穴）から使用済みの涙を排出する仕組みになっており、かつ、まぶたが車のワイパーのように動いて、涙（雨滴）を目の表面（フロントガラス）に均一に分布させるのである。

これまでまばたきは医学的にほとんど注目されなかったが、じつは脳の機能と密接に関係するいろいろな役割を持っていて、結構奥が深い。

病気や条件によっても変化する。たとえば右にある対象から左にある対象物に、あるいは近くのものから遠くのものに視線を変えるとき、人はたいていー つか二つ、まばたきを入れる。ちょうどシャッターに似た働きで、これで脳の注意中枢を刺激するらしい。しかも、瞬日をつぶるのに、暗黒感を感じさせない脳の精緻な機構もすごいではないか。

ある県庁に勤める地方公務員のXさん（四〇歳）は、ある種の視神経症で、矯正視力は両眼とも〇・一を割り込み、休職に追い込まれた。良い治療法はなく、自然回復例は非常に少ない。やがて当院での診察をすすめた地元のI医師により、視覚障害者の手続きをし、障害年金も申請した。

そのXさんが、一年ぶりで私のところを受診した。

「先生、以前より見えるようになってきたみたいです」

「そうですか。それはよかった」

といいながら視機能のデータをみると、両眼とも〇・四に上がっている。しばらくして、I医師にも連絡をとった。すると、その病院でのデータはずっと悪いままだという。最近は、視力の測定でも、I医師の診察中もまばたきばかりしていて、「診察がしにくい」ともいった。

まばたきが多いと聞いて、私は納得がいった。

これほど視力がよくなると、視覚障害手帳は取り上げられ、障害年金も受けられなくなる可能性があることを、彼は公務員だからよく知っているのだ。いまは「詐盲」（仮病のこと）ともいえる状態だが、しかしこの程度の回復ではとても通常の業務には戻れないこともまた事実である。

「まばたきが多くなったなんて、正直すぎる反応だな」

と思いつつ、彼の人柄も長い診療での付き合いで知っているつもりなので、もう少し反応を待つことに、腹を決めた。

半年後に会ったXさんの視力は、〇・三で安定していた。そして私の見込んだとおり、「自分のできる範囲で仕事に戻ることを上司に了解してもらえました」と、まばたきすることなく明るく語るのだった。

過密スケジュール

転換障害

若き天才演奏家やアスリートたちがメディアに、にぎにぎしく登場する。「わが子も……」と親たちが子に夢を託す気もわからないではない。

小学五年生になるYさんもそのひとりで、月曜と木曜は塾通い、火曜と土曜はバレエ、水曜はピアノと課外スケジュールがぎっしりである。

緊張した面持ちで、診察室に母親と入ってきた。

「学校の検診で、両眼とも〇・三しかないので、眼科に行くようにいわれました」

近視や乱視などの屈折異常はないのでメガネで解決する問題ではない。しかも、視力を低下させるような眼球の異常もない。

眼科には視力検査以外にも、ものの見え方を測定する種々の検査法がある。そういう検査ではとてもよい値が出るケースがある。

といっても、Ｙさんがウソをいっているのではない。たしかに見えにくいのだ。

そこで、毎日の様子をたずねたら冒頭の過密スケジュールである。

「そのなかでいちばん好きなのは？」

「バレエです」

「じゃあ、好きじゃないのは？」

「ありません」

――と優等生の回答。

自分では気づかなくとも、許容量を越えた負荷がかかると、それが身体に表現されることがある。

以前は「心因性視力障害」と呼ばれていたが、特定の心因が明確でないこともある。

まじめで賢い子ども、とくに女児に多いが、成人でも起こる。心の負担が身体に「転換」されることから、「転換障害」とも名づけられている。

Yさんは心の負担が視力に表れたのだった。

いちばん好きなバレエ以外を、視力が出てくるまでお休みすることをすすめ、

「夏休みと春休みに視力を測りにいらっしゃい」

といって診察を終えた。

特定の治療法はないが、ほとんどは心身の成長につれて自然に解決する。両親や教師は「心の負担が身体に表現される」ことを理解しつつ、教室で見えにくければ席を前にしたり、勉強に支障があれば助けてあげたりしながらあたたかく見守ってあげてほしい。

拡大する光

光視症

「すぐに診てほしい」

アパレル関係に勤務するRさん（二六歳）は、銀座あたりの歩道を歩いている最中に、「目が見えなくなった」とあわてた。

コンタクトレンズの処方でときどき来ていて、当院の番号が運よくケータイに登録されていたので、これ幸いと電話してきたようだ。

完全予約制の当院も、緊急なら受け入れる約束になっている。

「すぐにいらっしゃい」

となり、タクシーで駆けつけてきた。

電話から小一時間後、彼女は私の前にいた。

もう見え方は正常に戻ったというが、頭痛と吐き気がある。

「昼ごろ、とつぜん視野の真ん中あたりが白っぽく光るのに気づくと、それがだんだん拡大して視界の大部分がなくなり、まわりにはとがった光が回転して……、とてもこわかった」

来院したときにはその視覚現象はほぼ消失して、かわりにズキンズキンと後頭部付近の頭痛が出てきたのだという。

これは典型的な偏頭痛の症状で、光は「閃輝暗点《せんきあんてん》」と呼ばれ、偏頭痛の一〇～一五パーセントにみられる前兆現象である。高齢者には頭痛を伴わない閃輝暗点が出ることもあり、「頭痛のない偏頭痛」に分類される。

初体験では、「死ぬか、失明するか」と大あわてになるが、知っていればこわくない。

Rさんのは典型例だが、脳細胞のいたずらともいえる「光視症」には多くの変形がある。

前回取り上げた、眼球で生じる光視症と紛らわしいものもあるが、脳で起こるのはどちらの眼で起こっている現象か区別できないことだ。

芥川龍之介が、

「……半透明な歯車も一つずつ僕の視野を遮《さえぎ》り出した」

と書き、「僕」を極端な不安に陥れた『歯車』（遺作となった小説）は、まさにこの閃輝暗点のことである。

芥川がそうであったかは知らないが、偏頭痛はなぜか几帳面な人に多い。Rさんも、当院の電話番号を登録しているくらいだから、きっと几帳面な人なのだろう。

芥川の時代が「閃輝暗点」に関して正しい医学的説明ができる時代であったなら、芥川の不安は解消され、晩年の展開はまた違っていたかもしれない。

マイナスの処方

抗不安薬の眼副作用

　五十七歳の女性が、私どもの神経眼科外来を受診した。

「一週間ほど前から、左目がショボショボして、まぶたが下がって、すぐ眠くなります。近所の眼科も二、三軒行きましたが、正常だといわれました。でも、症状はいっこうによくならず、肩や首も張ってきて、集中力がなく、つらいんです。なんとかならないでしょうか」

　たしかに、診察上は眼瞼は正常で、眼瞼下垂もない。異常感の原因は、近所の眼科医同様、私にもわからない。

　ただ、話をよく聞くと、もともとリウマチと高血圧があって、近所の内科医で治療を受けているという。そちらのほうはうまくいっているのだが、四年ほど前から外出のあと、ひどい疲れが残り、夜になると不安感が出ることから、その内科で抗不安薬「エチゾラム」の内服が処方された。以後、三年九カ月服用を続けている。

「原因はよくわかりませんが、あなたが使っているような抗不安薬で、目のショボショボ感が出る人は時にいるようですので、少しずつ減らしてみたらどうでしょう」

と提案した。

処方している内科医も、「必ず服用しなければいけない」とはいわず、「苦しいときに使えばよい」ともいわれているそうだが、律儀に内服を続けていたらしい。

「わかりました、やってみます」

――ということにはなったが、急にやめると不安感、焦燥感が出たりするので、ゆっくり二、三カ月かけてやめてもらうことにした。

二カ月目の再診では、当初一日三錠だったものが、隔日一錠まで減っていた。発汗、心悸亢進、不安感が時に出るというので、

「そういうときは無理をしないで内服してもいいですよ」

とアドバイスした。

次の二カ月目の再診では、

「先生、薬をやめて目も頭も一〇年若返ったような気がします。わたし、じつは医療関係に勤務していたこともあるのですが、薬をやめるというマイナスの処方が重要なこともあるんですね」

と、喜びを満面にたたえていうのであった。

「薬をやめる途中で苦しいときもありましたが、先生を信じて、頑張って本当によかったです」

ともいった。

こういう例にあうと、医師の仕事は大変だけれども、やっていてよかったと思う。そして、患者の喜びに一緒に興奮できる人間こそ、臨床医、医療者としての資質があるのかもしれない、とおめでたくも勝手に自分を肯定したくなるのである。

さて、抗精神薬や抗不安薬は、消化器や循環器系薬物に続いて売上高が毎年上位にあるが、それらの使用者に眼副作用がしばしば生ずることが、私は以前から気になっていた。

各薬物の添付書類の副作用の項には、よく「目のかすみ」とか「目の症状」といった記載がある。ところが、抗精神病薬であれ、抗不安薬であれ、その開発時や市販後調査で、目に関する訴えが報告されると、その内容を詳しく検証することなく、このように「目のかすみ」「目の症状」とだけ記載されるから、具体性がまったくない。

「目のかすみ」と書かれても、実際の視力低下なのか、調節障害なのか、複視なのか、羞明感（まぶしいと感ずること。原因は眼球とは限らず、脳でそのように感じていることも少なくない）なのか、流涙なのか、さっぱりわからない。「目の症状」となると、もっとあいまいである。

残念ながら、これらの薬物の眼副作用は、眼科医の間でも、まして内科や他科の医師にはほとんど知られていない。目は、とりあえず見えてればよく、眼や眼周囲に関する副作用的訴えが出ても重大視せずに十把一からげに扱おうという、乱暴な姿勢がみてとれる。多少とも目の異常が出現すると、人は著しく生活の質を落とすことは、想像だにしないのであろう。

コンタクトにご注意

アカントアメーバ角膜感染症

ソフトコンタクトレンズの装用者であるDさん（二四歳）は、就寝前にレンズをはずしたら、右眼にいつもとは違う痛みを伴う違和感を感じた。朝起きると、その痛みはむしろひどくなっており、充血もかなりある。

勤務地近くの眼科医に駆け込んだところ、

「流行性角結膜炎かもしれない」

といわれ、コンタクトレンズの装着はしないよう指示され、抗菌剤と副腎ステロイドの点眼を処方された。

それで二、三日は多少いいようにも感じたが、痛みは取れず、ステロイド点眼をしないとかえってひどい痛みになった。

当院にはセカンドオピニオンを求めて受診した。

診ると、アカントアメーバ角膜炎も疑える所見である。

「コンタクトレンズはどのように使っていますか」

「ツーウィークス（二週間で新品に替える）レンズですが、メガネを使ったり、コンタクトにしたりなので、不定期です」

「じゃあ、手入れはきちんと指導されたとおりにしていますか」

「はずしたときに簡単に水洗いして、保存液を入れたケースに戻していますが……」

と、心もとない。

アカントアメーバはどこにでもいる原生生物で、水道水やコンタクトレンズ保存液中でも生きていられる。角膜などに傷がつくと、そこに入り込んで角膜感染症に発展し、もっとも重篤で、難治な角膜炎になり得るやっかいな存在だ。

所見とコンタクトレンズの使用状況から、アカントアメーバ角膜感染症を強く疑い、まずは、一時的には改善したかのような振る舞いをするが、結局は悪化させる可能性の高い副腎ステロイド点眼を中止し、かわりに抗真菌剤点眼を処方した。

ちょうど翌日、角膜の専門家の外来があるので、確定診断と角膜掻爬《かくまくそうは》（角膜を削ってアメーバを取り出す）など、積極的治療をするかどうかを決めてもらうこととした。

以上を手配し、一時中止しているレンズとレンズケースを、明日の専門外来には持ってくるように指示した。そして、失明につながる疾患なので、「何をおいてもあしたは必ず受診するように」と、強く念を押して帰した。

翌日の診察では、案の定、「アカントアメーバ角膜感染症」と確定され、治療が始まった。

コンタクトレンズは便利で、すでに長い歴史を有しており、正しく使用すれば安全性の高い医療器具である。そして、メガネにかわる矯正手段であるだけでなく、弱視矯正、円錐角膜の治療手段など、医療目的からおしゃれまで、いろいろな用途に使われる。

「カラコン」とはカラーコンタクトレンズのことだが、コンタクトレンズは薬事法に定められた高度管理医療機器に属する。これは、適正な使用のなかでも人の生命および健康に重大な影響を与えるおそれがあるから、適切な管理が必要とされるものである。これは主として製造、販売に関する規定である。

常識的には先に述べたようにコンタクトレンズは医療器具であるから、医師による検査・処方が必須なはずであるが、そこまでは法律に書いてないところが、何とも中途半端である。

ところで、度なしのカラーコンタクトレンズがこの法律の網をくぐって通販などで販売され（法的には雑貨ということになるそうだ）、それによる障害の存在が報道された。

あるテレビ局から、「ニュースでそれを取り上げるのでコメントがほしい」という依頼があった。直接の専門ではないが、たまたま時間があいていたので受けることにした。そして、ここには二つの問題があることを指摘した。

ひとつは、通販ではその人の目の状態がわからないし、コンタクトレンズの装用やケアに関しての指導が受けられない。したがって、角膜という敏感な組織に接触するものなのに、不適切なカーブのレンズが装用されたり、レンズの出し入れ、洗浄などのケアがおろそかになって危険が大であること。

もうひとつの問題として、通販の雑貨では品質の保証がまったくない。つまり、表面処理、酸素透過度、使われた色素の安全性など検証されていないことを挙げた。

だがこの報道は、北朝鮮で韓国の旅行者が銃殺された事件が飛び込んできたことで押し出しを食らい、むろん私のコメントもボツになった。

この一連の報道は、ともすればカラーコンタクトレンズや虹彩つきコンタクトレンズがすべて悪いように誤解されがちであるが、高度管理医療機器として正式に眼科で処方される場合には、まったく問題がない。

とくに後者は、ケガや疾患で角膜が混濁した人への処方、眼位が少しずれて外見が気になる人への処方（ソフトコンタクトレンズは角膜より径が長いことを利用）は臨床の場でもときどき行なわれ、そういう人たちにとっては大きな福音である。

カラーコンタクトレンズは医学的理由でなく、主におしゃれとして使われる。

「目によって生じた愛のみが魂にまでいたるのである」

――というヘロドトスの言葉があるように、古代も現代も、目力こそ恋愛成就のカギを握るようである。

目はメークのポイントで、「目力アップ」などといったキャッチフレーズもあることから、洋服や化粧の感覚で利用するのだろう。

だからおしゃれ用に使うことにとやかくいうつもりはない。むしろ、それ自体は個人の表現なので、大いにやっていただいていい。

だが、使用する以上は、使用者の自己責任というものがある。近年は人や社会のせいにする風潮だが、その製品を選び、使用しているのはその人自身なのだから、その行為には責任があることは当然なのである。

声が小さくなっちゃう

片側顔面けいれん

「片側顔面けいれん」は、片側の顔面神経支配筋が不随意に（勝手に）収縮をくり返す病気で、大半は顔面神経が脳幹から出てきたところで、前下小脳動脈かその枝による圧迫（専門的には『神経血管圧迫』という用語が用いられる）が原因である。

これとは別に、顔面神経麻痺の回復期の神経再生異常によって、同様の症状が出現することもある。

まぶたの周囲には「眼輪筋《がんりんきん》」という上下のまぶたを閉じるための筋肉（顔面神経支配筋）があって、これが興奮するとピクピクと動く。これが初発症状のこともあるので、眼科に相談に訪れる人も少なくない。

だが、眼科医はあまり関心を示さず、

「疲れでしょう」

などとあいまいな説明で終わりにされ、かわりに白内障、ドライアイ、緑内障など、当初の訴えとは無関係の病気をみつけられて（あるいは疑われて）、しぶしぶ通院している例をよくみかける。その眼科医も、やがて患者の元の訴えを忘れてしまう。

だがこの病気、片側のまぶたの周囲、頰、口の周囲、首が勝手にけいれんするので、かなりうっとうしい。それだけでなく、勝手にまぶたが閉じてしまうので、運転中などに急に起こると、両眼視が妨げられて危ない。もっと困るのは、仕事でも、遊びでも、人と会っているときに起こるとジロジロ見られたり、ピクピクしていることを指摘されたりして、イヤな思いをすることだという。

先日も三十歳代のPさんが、この症状で私の外来を訪れた。

しかし、診察室ではなかなか症状が出ない。

「症状の出没に波があることは事実ですが、わたしのところでは、だいたい一日のうちの三分の一以上、けいれんが生じている人を治療対象としています。いのちに関わるものでもないし、失明にもつながりませんから」

と説明すると、

「でも、声が小さくなっちゃうんです」

という。

どういうことかよく聞いてみると、営業や打ち合わせでお客さんと対面で会うことが多いのだが、「いつ、けいれんが出てくるか」と意識すると、気後れして、話す声が小さくなってしまうのだという。しかもそれは、仕事の成績にも表れるというのである。

事実、笑ったり、しゃべったり、食べたり、顔面神経支配筋を盛んに動かしているときのほうが、けいれんが出やすい。

それを経験的に体感しているからともいえるが、やはりけいれんが出てくると、それを指摘されたり、同情されるとみじめな思いになるので、つい顔を押さえてみたり、隠したくなり、話もおろそかになってしまうという。そういう自信のなさが、「声が小さくなってしまう」につながっているというわけだ。

この疾患の根本治療は、血管の神経圧迫を脳外科手術で解除することだが、熟練者が行なっても、けいれんを一生消失させられる率は九五パーセントといわれ、五パーセントは再発や、近傍にある聴神経が手術で傷害を受けて難聴になるなどの合併症が生ずる。

それゆえ、最近はボツリヌス毒素治療で、けいれんしている筋を一時的にマヒさせる治療が主流になっている。

そこでPさんにも、この治療を受けてもらった。一種の麻酔なので、若干の違和感が一時的に出たが、

「声が小さくなることはなくなった」

と喜んでくれた。

子どもの角膜を傷つける親

ミュンヒハウゼン症候群？

だいぶ以前の話である。女児で、一歳か二歳であったろうか、左右の角膜にくり返し傷がつき、しばしば、

「とつぜん痛がって充血する」

と母親が救急外来に連れてきた。

泣き叫んで暴れ、診察がしにくいのであるが、角膜の下方に弦状というか、三日月状の潰瘍が生じ、結膜下出血もある。こうしたケースはよくあることで、抗菌薬の点眼でたいていはことなきを得る。

四日後の再診では、

「お薬をいただいて、きのうあたりからだいぶよくなったようです」

しかし問題は、一度ならず何度も、しかも両眼交互に同様の所見が出る

ことである。

「そんな疾患があるだろうか」

と思っていたら、その救急外来の看護師から、

「先日、この子は打撲で整形外科にきた」

という話を聞いた。

よく聞くと、母子家庭で、母親は仕事をしているため、昼間病院に連れてくることができないので、救急外来にくるのだという。

現場を押さえたわけでも、母親が白状したわけでもないが、母親が爪で傷つけた「被虐待児症候群」ではないかと考えた。

「ミュンヒハウゼン症候群」という病気がある。

ミュンヒハウゼンとは『ホラ吹き男爵の冒険』の主人公で、一七世紀のドイツに実在した貴族である。「ミュンヒハウゼン症候群」は、それにちなんでつけられた。

ミュンヒハウゼン症候群とは、精神医学では「虚偽性障害」に分類され、ホラを吹き、迫真の演技をし、ときには自傷行為までして病気を装い、周

囲の関心を引きつけようとする症候群で、眼科でも報告がある。

被虐待児と関係があるのは、「代理ミュンヒハウゼン症候群」といわれる、自分ではなく、自分の子どもや配偶者などを傷つけるものである。この場合、傷害という行為自体は目的ではなく、精神的満足を得るための手段である。

診察のなかで、先天異常や知的・身体的発達遅延があったり、視覚異常を有している子どもの親を外来で見ていると、いたく冷たい反応に出会うことがある。むずかったり、じっと待っていられなかったり、検査や診察に協力できない子を、声を荒げてどなったりしている。もっとも、これは、健常な子どもの親にもたまにみられることではあるが……。

「しつけ」という範ちゅうを明らかに飛び越えて、その子にはとうてい理解し得ないであろうことを強いている。叱ってもいいが、愛情がぜんぜん感じられないのである。

そうかと思うと、診察内容や説明にほとんど無反応で、治らない疾患でも、「いつ治るのか」ということにしか関心を示さない親もある。

この女児の母親には、

「あなたが虐待していると決めつけるわけではないが、これ以上くり返しこの子に傷がつくと、傷は大人になっても残るばかりか、失明に至ることもあります。また、犯罪の可能性として警察に調べてもらわなくてはならなくなります。その結果によっては、母子を別々にしなければなりません。これでは、母子ともに不幸でしょう」

と話し、私は、母親が希望すれば病院の医療ソーシャルワーカーといつでも連絡が取れるように、段取りをつけた。

その母子がその後どうなったか詳細はわからないが、何度かそのソーシャルワーカーと面談したとのことであった。

「虚偽性障害」――。すなわち、偽って病気のように装う精神疾患で、詐《さ》病《びょう》と似るが、詐病が金銭目的が多いのに対し、周囲や医療者に大事にしてもらおうとする病気利得がある。

障害者にならない障害者

下向き眼振

つい先ごろ、まことに理不尽だと思った事例に出会った。

六十九歳の女性で、二年前からものが上下にダブって見えたり、ものが上のほうに飛んでゆくように見え、めまい感がある。眼科、耳鼻咽喉科、内科などを受診したが、頭部MRIも異常なく、「治せない」といわれている。

「メガネで何とかならないか」

と、再度、眼科に行ったが、

「神経眼科に行くべきだ」

といわれ、当院にやってきた。

診ると、下向きの持続的眼球振盪（眼振）があり、正面視では揺れは少ないが、側方視や下方視では増強される。これでは、いくら視力検査では一・二が出ても、ものを読んだり、自在に移動したりはとてもできない。

原因を特定できないまま、さらに一年が過ぎ、病院通いばかりではと、録音図書があるという最寄りの公的図書館に行ってみた。なかなか良いものもあったが、「障害者手帳がなければ貸し出せない」と断られたという。

確かに、法律には「専ら視覚障害者向けの貸出しの用、若しくは自動公衆送信の用に供するための録音物」（著作権法第三七条第三項）と書いてあり、公務員たる図書館司書も杓子定規にこれを踏襲したものかもしれない。だが、なんという柔軟性のなさか――。

障害者の決め方を云々する前に、このように法で定められた障害者以外は健常者とされてしまう日本社会の未熟性こそ、問題とされるべきである。会社などでの職務も、視覚を自由に使えなければ当然能率は落ちるし、本人の心身への影響も甚大であるのに、そこまで忖度《そんたく》できる社会構造には、残念ながらなっていないのだ。

人間性の問題とは思いたくない。能率ばかりを追い求めてきた戦後日本社会の「歪み」だと思いたい。

一昨年、私は「障害者にならない障害者」と題する論文を『神経眼科』という専門誌に書いたが、そこでも法的には障害者にはならないが、さまざまな不都合が生じている事例を取り上げた。私の調査では、以下のような「障害者にならない障害者」の存在が明らかになった。

[1] 視神経症などへの罹患の既往があるが部分的に回復し、障害が残っているものの、視覚障害の基準には相当しないもの。

[2] 回復不能な眼底疾患などで、次第に職務や生活に支障を来しているが、視覚障害の基準には達していないもの。

[3] 眼球運動障害（眼振、眼位異常など）で視覚を用いた職務はできないか、著しく制限されるのに、視力検査などでは正常である。

[4] 本態性眼瞼けいれんなどで視覚を利用することがきわめて困難であり、正常な日常生活を送れないのに、視覚障害として認定する基準がない。

[5] 中枢性に生ずるさまざまな視覚認知障害を想定した基準が皆無である。

素敵なデザイン眼帯

動眼神経麻痺

左眼に眼帯をしたKさん。留学先のオーストラリアで交通事故に遭い、頭部に重傷を負った。左眼を動かす神経のひとつ（動眼神経）がやられて、斜視になってしまった。

後天的に斜視になると、外見上の問題に加えて、左右眼別々の方向を向いているので、両眼を開けて見ることができなくなる。これまでもたびたび出てきた「両眼視機能」がうまく働かなくなるのだ。

「いくつか眼科へ行ったのですが手段がなく、あきらめてずっと眼帯生活をしています」

あれから五年たったので、「少しは進歩があるかも」と、私どもの神経眼科外来を受診したのである。

「ご期待にそえなくて恐縮ですが、脳神経の移植とか、神経機能回復治療というのはまだ遅れていて……」

と答えるしかない。しかし眼の位置を改善させる手術はないこともない。

「でも、ものが二つに見えるのは同じでしょ？」

痛いところをついてくる。

「それならこの眼帯に慣れているので、いいのです」

私は、彼女のデザイン眼帯に注目した。黒地に花柄で、黒いヒモで頭にとめている。病院の眼帯とは違い、病人らしさがなく、とてもおしゃれなのだ。しかも、頭にヒモでとめているから、耳の皮膚が擦《す》れない。

「眼病のために片目での生活のほうが楽なのに、ふつうの眼帯では抵抗があり、片目を閉じたりしながら過ごしている人が結構います。でも、その眼帯ならすてきですよね」

聞くと、グラフィックデザイナーとして世界中を飛びまわっているKさんは、眼帯生活になって以来、「いい眼帯がないか」とだいぶ探したという。だが、満足するものが見つからなかった。そこで、ついに「デザイン眼帯」（この名称は筆者の命名）を自作することにしたというわけだ。いくつも作成し、気分によって毎日変えているという。行き逢う人がおしゃれと思って、「すてき！」といわれることもあるという。

何らかの理由で両眼視がうまくできなくなった人は、両眼を開いているのがつらくなる。つまり、両眼から異なる視覚情報が脳に入ると、脳は混乱してしまうからだ。とくに、片眼からの視覚信号にノイズが生ずると、脳のほうでうまく無視してくれるうちはよいが、ノイズのボリュームが大きくなりすぎると、もはや無視できなくなってしまう。

私は近ごろ、この現象を耳鳴りならぬ「目鳴り」と表現している。こういう場合、脳はなぜかしばしば「まぶしい」と反応し、「眼が疲れて仕方がない」と患者さんは訴える。

「この話は、ヘッドフォンで音楽を聴いているとき、片方の耳からガーガーとノイズが混入してくると、音楽が台無しになることと似ています。ノイズのほうのフォンを外したくなるでしょう。目でも、ノイズが大きい視覚情報は排除したい、それが眼帯というわけです」

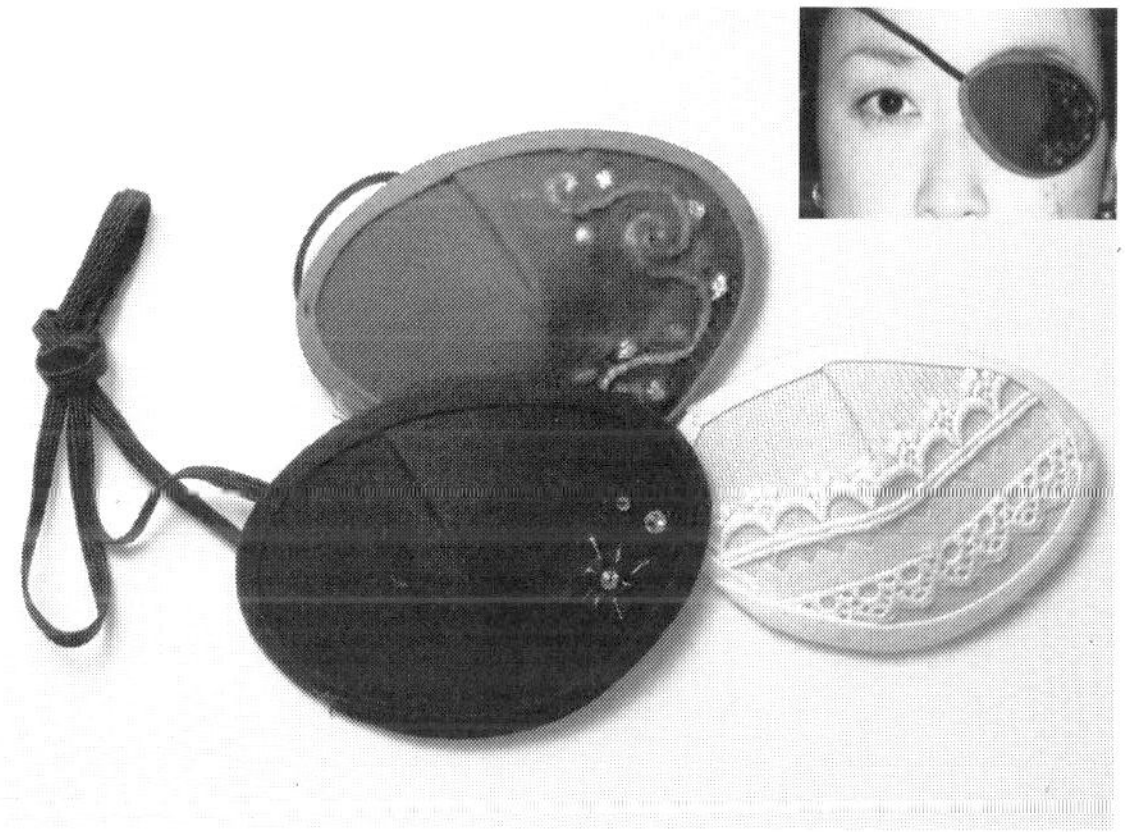

――と、私は説明し、紹介している。

この話は学会にも報告した。新聞も取り上げてくれた。

それもあって、Kさんのような後天的な斜視の人だけでなく、脳の病気で両眼視がうまくできなくなった人や片眼の黄斑変性や視神経疾患の人など、多くの人から反響があった。ただ、「ちょっと恥ずかしい」という人もいた。

片目で見るほうが楽な人は数十万人以上いると思う。傘をさすのと同じ感覚で、このような眼帯が街に登場することを願っている。

ちなみに「kanaeye」で検索すると、この方のホームページに行き着く。

ぜいたくをいうな！

回復不能な眼筋麻痺

　ステッキを使いながら、Ｂさん（六五歳）が右眼に眼帯をして診察室に入ってきた。

「どうしました？」

「三カ月前に脳梗塞をおこして以来、ものが二つに見えて困ります。はじめ、ぼやけて見えたので近くの眼科に行ったら、すぐ脳外科に行けといわれて、脳外科病院でＭＲＩを撮ったら、脳幹梗塞とかいわれ、一カ月ほど入院しました」

「それで？」

「ものが二つに見えると先生にいいますと、脳幹梗塞でいのちが助かったんだから、ぜいたくをいうなと言います。けれども、二つに見えるわ、まぶしいわで、右眼はいつもつぶっています。片目だと足元があぶなくて仕方ないんです。なんとかなりませんか」

われわれは、左右遠近、さまざまなものを見て生活しているわけだが、そのときには自分では意識しないが、左右の眼球はさまざまな動きをする。大きな動きもあれば、微細な動きもある。しかも、左右眼がうまく合わなければならない。そういうきわめて複雑な動きを構成するのに、脳幹は非常に重要な場所で、眼球運動制御の心臓部ともいえる。

Bさんはそこに梗塞が生じたのだから、左右の眼の動きがさまざまに制限（眼筋麻痺）され、精緻繊細な動きができなくなったわけだ。しかも、勝手に眼が揺れる「眼振」という症状も出ている。

両眼視機能の重要性はたびたび取り上げたが、とくに両眼視機能を当たり前のように用いて生活していた人が、後天的に機能を損なうと、日常生活に大きな支障となる。

いちばん多い原因は、前項の「素敵なデザイン眼帯」でもみたような「眼筋麻痺」である。

これは、脳幹を含む脳や脳神経、眼窩の疾患や外傷で生ずる。しかし、両眼視の障害は、眼の位置ずれだけではなく、たとえば下半分の視野に感度低下が生じたり、片目が何らかの病気で著しい視機能低下が起こった場合にも出現する。

だから、両眼視に不都合が生じた場合の訴えは「複視」だけではない。

「自転車に乗れなくなった」

「歩くとふらついて（めまいと訴える人もある）困る」

「段差がこわくなった」

……などなど、いろいろある。

「まぶしい」と訴えることも意外に多い。

それも尋常な程度のまぶしさではない。このことは通常の教科書には記載がないので、わたしの臨床経験から、少し詳しく述べておこう。

1 両眼からの入力に量的質的差異が生ずる。

2 入力情報の処理に問題が起こると、脳が「まぶしい」と判断するらしい。常識的には、まぶしいとは弱い光を強く感ずることなのだが、この脳の判断はそれとはだいぶ様相が異なる。

1の例としては、一眼に加齢黄斑変性などの黄斑症が生じて、入力信号に左右差が生じた場合にみられる。また、使用していなかった廃用眼の白内障を手術して、光が入力するようにしてしまった場合にも同じことが起こる。

つまり、健常な目からは脳へきれいな像が送られるが、病変がある目からは歪んだ像が送られるのである。そうすると、両眼の像を統合する脳としては情報処理に困り、病変側からの像を拒絶したい。そこで、この反応が「まぶしい」という感覚につながるのだ。

これはむしろ、「嫌光感」というべきものではないかと思っている。健常な耳からは美しい音が、病変のある耳からは質の悪い騒音が聞こえた場合、われわれは病変側の音を排除したいと感ずるのと同じ反応なのだ。

「加齢黄斑変性」の治療は、近年長足の進歩を示しており、それ自体を否定するものではないが、患者さん側に立っていえば、いくら治療をしても見え方はもとに復するものではなく、治療が成功しても歪んだ像は脳に入力され続ける。

そういう人たちにとっては、質のよい像が得られるほうの目だけで見る片目の生活のほうが快適な場合があることを、眼科医も医療者も知らなくてはいけない。

[2]の例は脳の神経回路障害でみられ、やはり非常に頑固な羞明感となる。眼瞼けいれん、精神障害、認知機能障害などで起こるものである。

今日、可能な最良の治療をしてもなお、どうしても「片眼で生活したほうが楽」という人は決して珍しくない。眼科の医療者たちは、彼らが人知れず苦労していることにもっと関心を寄せるべきである。

片目をつぶる

術後不適応症候群

眼科の外来患者さんの訴えを聞いていると、いろいろ固有な訴えに出会うことがある。

「片目をつぶりたくなる」

――というのも、そのひとつだ。

「片目をつぶる」とは、いったいどういう意味をもっていて、結果どんなことになるか、残念ながら眼科の教科書には書いてない。

拙著（『目は快適でなくてはいけない』人間と歴史社、二〇〇五年）で私は、「片目を眼帯で隠して行動してみれば、患者さんの不自由さの一端が経験できるはずだ」と書いた。

一眼（片眼）の視力低下は、加齢黄斑変性など、種々の網膜・視神経疾患で中心視機能が障害されて出現する。

そうなると、両目を開けてものを見ることがしばしば苦痛になる。中心視機能が障害されている目を開けているとまぶしく、見にくいので、片眼を故意または習慣的に閉瞼してしまうのである。

同じような「混乱視」(右眼と左眼からの入力像が極端に違うため、左右眼の像を脳で統合できない状態)は、斜視、とくに後天的に眼球運動神経が障害されたり、外傷や腫瘍などで眼位ずれが生じたときにも起こる。「ぜいたくをいうな!」の項で紹介したBさんが右眼に眼帯をしていたのも、「素敵なデザイン眼帯」のKさんの左眼の眼帯も、この混乱視を避けるためであった。

この「片目をつぶる」というのは、白内障手術後にしばしば出現し、術者を悩ます。

先日来院した、右眼に続いて、左眼も白内障を手術してもらったZさん(七一歳女性)も、そのひとりである。

「右眼の手術はとてもうまくいって、よく見えるようになったのですが、今度の左眼の手術をしたら、まぶしくて、痛くて、ぜんぜん見えません」しかし、そうはいっても、左の手術もきれいに行なわれていて、視力もちゃんと一・〇が出ている。術者にしてみれば、「視力が出ているから文句ないだろう」ということになる。

患者さんがいくら「見えない」などと、不都合を訴えても医師は取り上げてもくれないし、どうしてそうなっているかの説明もしてくれないというわけだ。

このような相談は、眼科専門病院たる当院ではけっこう日常的にある。このような事態になる理由はさまざまなのだが、Ｚさんの場合は、もともと右眼だけを使っている「単眼視」（専門用語でモノビジョンという）に慣れていて、左眼は補助的に利用するというシステムの構成が脳のほうにできていた。

ところが、左眼も手術して、そちらからも視覚情報がどんどん入るようになり、それまでうまく適応していた脳が、新しい眼の環境・条件に悲鳴を上げる状態に陥ったのである。

類似の相談は新聞社にもよくあるらしく、「白内障手術後に違和感」と題する医療記事作成に協力を要請された（毎日新聞、二〇〇七年八月三十一日朝刊）。私はこれを、「術後不適応」と呼んでいる。

眼科では、ある時点での視力、視野、両眼視機能などの測定はするが、「日常生活への支障」という観点からいえば、本当は大切な要素である「残った機能をどれだけ持続して使えるか」という評価は行なわれない。だから、眼科医でさえ、患者さんの不自由さをなかなか実感として認識できないのである。

「ものを見る」という行動自体が不快になり、読み書きの持続力がなくなっているZさんのつらさも、原因も、たぶん術者は気づいていないのではなかろうか。

もし、必ずしも眼球に疾患がなくても、「片目をつぶりたくなる」という事態が起これば、片目を失ったと同条件の生活を余儀なくされる。

どんな場合があるだろうか――。

まず、思い起こされるのが、「眼瞼けいれん」（「ドライアイと間違える眼瞼けいれん」の項参照）である。

この疾患は、両目を開けているのがつらいので、自然と片目をつぶり、優位眼だけで見るという行動を取りやすい。「知覚トリック」、もしくは「固有知覚の利用」という神経学的手段を利用して、代償しているのである。もっとも、重症例では両眼とも開瞼できない開瞼失行の状態になるので、片目さえ開けることもできなくなるが……。

「片目をつぶりたくなる」

「片目をつぶってしまう」

という訴えを医師や医療者が聞いても、そこに潜んでいるこうした問題まで見抜ける人は意外と少ない。

たとえ治せない場合でも、どうしてそのような不都合、不快な状況になっているのか、納得できるなぞ解きがなされただけでも、患者さんは少しは安心するものである。

ものが見えた人生と見えない人生と

視神経萎縮

「目の不自由さのために、イライラしたり、何かをする意欲がなくなりますか?」

「目の不自由さのために、人に会いたくないと思いますか?」

——これは私が、さまざまな理由で、視力障害を生じたり、眼球やその周囲の痛みや不快さで悩んでいる患者さんの、「日常の問題」を抽出するための「問い」として利用する質問である。

Mさん(六九歳)は、もう七年前から通院している原因不明の両眼視神経萎縮の患者さんである。

いくつかの病院で、「緑内障」だの「視神経症」だのといわれたが、進行がはやく、真の原因がわからないと紹介されてきた。

私が初めて診たときは、両眼とも視力は〇・〇二であった。

原因検索や治療を試みたが、結局、原因不明のまま視野狭窄が進み、四年ほど前には光覚を失った。それでも、Mさんは、

「先生はずっとわたしの目に付き合ってくださって、いちばんわたしの目の歴史を知っているので、半年に一回、通院するのを心の支えにしています」

といわれるので、この四年間は半年おきに来院してもらい、五分から一〇分ほどお話をする。このくらいしか時間がとれないのが残念だ。

今日も、家から最寄り駅までは自分ひとりで行き、駅でヘルパーさんに待っていてもらって、一緒に病院に来たのだという。

来院時に、冒頭の二つの質問をした。

「もう、そういう時期はすぎました。数年前はうつ病みたいになって、たいへんでしたが……」

そして、

「いまは、だれにも経験できない二つの人生を体験させてもらって、感謝

しています。ものが見えた人生と、見えない人生と……」

という答えが返ってきた。

この達観だから、月曜はコーラス、火曜はプール、水曜はハンドベル、木曜はダンス、金曜は点字、土曜は音声パソコンを習うという、まことに忙しい一週間を過ごしておられる。

Mさんはいま、二つ目の人生のなかで行動していて、

「まだまだ日本が弱者に配慮した構造になっていない」

ことを実感するという。

たとえば、街の歩道や広場は彼女にとって、とても不都合で、立体的に、変化をつけて街づくりをしているせいか、あちこち階段があり、平らだと思って歩いていると段差や傾斜があったり、まだ少し見えたころは、広場にあるポールの高さが低いため、視界に入りにくく、しばしばぶつかった。

点字ブロックも、良し悪しだという。

視覚障害者は点字ブロックだけを頼りにしているわけではない。それだと、行きたいところに行けなかったり、途中でなくなっていたり、ひどい

場合は柱にぶつかるように配置されているものもある。またブロックが急に出現して、それにつまづいて転んだこともあるという。

ほかにも、晴眼者には想像できない、いろいろなことがある。

信号は見えないので、人の流れに従ってゆくが、人通りが少ないところには「信号に音声をつけて」もらうよう要望を出すと、比較的早く対応してくれることもある。

ただ、音声があると思って行くと、ときどき壊れていて、鳴らなくなっているという。頼りにしている人にとっては、「断りなし」に信号が沈黙していると、いきなり危険にさらされることになる。

Mさんは、失明前は何でもなかったものが、失明してからこわいものがいろいろ街にあふれていることを知った。

これも「国の思いやりのなさだと思う」と、Mさんはいい切った。

感覚器の憂鬱

網膜剥離手術後の複視

Nさんは四十歳の働き盛りである。

ある日、右目の「かすむ感じ」が出現した。

――これがことのはじまりであった。

翌日、Nさんは私どもの病院に受診した。

強度近視で、診察すると、右の下方に変性があり、二つの小円孔がみつかった。担当医は剥離への進展を恐れて、網膜レーザー治療を施した。

しばらく変化がなかったが、五カ月後、

「右眼がさらに見えにくくなった」

といって来院した。

今度は、右の鼻側に網膜剥離が生じていた。

さっそく、網膜剥離の専門家が多いグループ病院（G病院）に転院してもらった。G院で診察の結果、剥離の原因はレーザーを施した下方の円孔ではなく、新たに出現した上方の裂孔《れっこう》であることがわかった。

そして三日後に、シリコン製の当て物で裏打ちして強膜を内側にヘコます手術（バックリング手術あるいは強膜内陥手術という）が行なわれた。

術後は、順調に剥離が消失したが、どうしても上方の網膜下液が完全に吸収してくれない。そしてついに、一回目の手術から四カ月後、上方にかけたバックルを奥にずらす手術を施行することとなった。

術後、だんだんと矯正視力が改善してきたが、ものが二つに見え（複視）、目が内側に寄ってきた。以後、バックルの除去、癒着剥離など、都合三回の手術が行なわれたが、満足のゆく結果が得られなかった。

Nさんは複視、変視（曲がったり歪んで見えること、歪視ともいう）のために、仕事にも支障が出るばかりか、これまでの治療にも不信感を持つようになってゆく――。

ここに、彼がカルテの開示を求めたときの、事務部長とのやりとりを記した記録がある。

Nさん　「カルテ開示ができない理由は何ですか」

事務部長　「開示は行ないますが、無料では行なえないということです」

Nさん　「手術がうまくいかなかったからこのような状況になっていることを認識していますか？　客観的に治っていないわけです。五〇〇万円支払ってもベンツが納入されなければ怒りますよね」

事務部長　「医療の場合、物品購入とは違い、治らないと治療費がいただけないという成功報酬制ではありません。また、当院では手術が失敗したとは認識しておりません」

そんなやりとりがあったあと、G病院院長とも面会し、さらに最初に来院した病院の院長、すなわち私にセカンドオピニオンを聞くのもよいことだということになり、そういう段取りとなった。

当日の診察では、右眼の診察結果は矯正視力は〇・五、眼位は内斜で、右外転制限が軽度であった。眼底検査では、網膜は復位しているが、強度近視の眼底で黄斑部に近視による萎縮性変化もあり、変視の原因と考えられた。

それから、G病院の開示カルテをたどりながらの一時間の話し合いになった。Nさんのおもな疑問点と、私の回答は、以下のとおりである。

疑問 **1** 「なぜ複視になっているのか？」

——組織癒着、バックルによる機械的なもの、外眼筋の脆弱化や筋への栄養血管の障害、外転神経の不全麻痺、強度近視で眼軸が延長したことによる眼位の変化などが考えられるが、どれとは特定しにくい。

疑問 **2** 「複視にならないように手術はできなかったのか。たとえば硝子体手術などもあったのでは？」

——今回のような網膜剥離手術では外眼筋に触るので、複視発生のリスクをゼロにはできない。一方、硝子体手術では、硝子体がなくなるので、そのぶん眼球強度が脆弱化し、全剥離になる危険もある。今回の手術は眼内の手術ではないため、そのリスクは低い。どちらにするかの選択は所見から医学的に決めるもので、不適切な判断だったとはいえない。

疑問❸「もう治せないのか？」

――できることとしては眼位の矯正である。ただし、次の問題がある。①右の手術は六回目になるので、これ以上は危険が大である。②私が手術するとなると、健常な左眼の外眼筋の手術をすることになる。③しかし、外見は良くなっても、Nさんが満足する機能が得られるかは疑問である。

疑問❹「そうなると右の手術をしたのはムダだったということか？」

――残念ながら、網膜剥離のいまの医学レベルは、解剖学的治癒は九〇パーセント以上であるが、視力が十分回復するなど機能的回復を考慮に入れた治癒率は、よく見積もって六〇パーセント前後である。多くの場合、見え方の質の低下が残る。

だからといって、手術をしなければ全剥離となって、いずれ完全失明になるのは確かである。とくにNさんのような強度近視の方は、他眼（左）

も将来、裂孔や剥離が生じる可能性が健常人にくらべて高い。

したがって、そういうことも考えて、眼科医はつねに病気になった目の視力を少しでも残すことを目指して、外科的治療をするのである。

Nさんはさぞつらい状況にあると想像できるが、医師にも完全に治せないことに忸怩《じくじ》たる思いがある。眼科学が完全な視機能の回復を目指すべきであることは当然であるが、

「今日の医学水準ではまだまだ大きな限界があるのです」

とNさんに話しながら、眼科のような感覚器を扱う科の運命だろうか、深い憂うつが患者にも医師にも残った。

目に異常がないのに痛い

身体表現性障害

目に痛みや不快感があっても、治すべき「目の異常」のない症例は、山ほどある。

「眼科医からも精神科医からも正当に扱われていない」

——その実態を何とかしたいと思ってはいたが、ひとりでは勉強するのも研究するのも心もとなく思っていたところ、気賀沢一輝先生の考えを聞く機会があり、すぐ意気投合して「第一回心療眼科研究会」を開催するに至った。

二時間にわたって行なわれた「心療眼科研究会」の概要をここに紹介してみたい。

はじめは、東京女子医大精神科教授・石郷岡純先生の「眼科患者にわける臨床精神医学」と題する特別講演で、「明確な器質的所見が認められないにもかかわらず、目に関する訴えを持つ患者は多数存在する」と、これまでの常識をくつがえす発言から講演は始まった。

精神医学の常識として、精神疾患では眼に関する訴えや症状はまれとされるが、石郷岡先生はそれを根本からくつがえし、そのなかでも比較的多い「身体表現性障害」（somatoform disorders）から説き起こされた。

この分類には、下位にいくつかのカテゴリーが存在する。今日用いられるアメリカ精神医学会の分類は、従来の原因を意識した分類から完全に独立し、臨床的有用性のみで成立している。

その分類に従って、医療者の態度としてつい陥りがちな、心因などの原因を探ることにとらわれるのでなく、患者の身体的苦痛を取り除き、生活改善を図ることに主眼をおくべきである、と力説した。

アンケートから、「身体表現性障害」という用語を「はじめて聞いた」という参加者が少なくなかった。精神科医でも高齢の方は知らないというほどの、比較的新しい概念でもある。

ここで、眼科における身体表現性障害について定義しておきたい。

1 眼科疾患を思わせる著しい（生活に影響するような）症状の訴えがある。

2 発症、形成、経過に心理的要因が関与する（心因により発症するものに限るわけではないことに注意）。

この二つの条件が骨子であり、うつ病（気分障害）や統合失調症などの精神疾患がないこと、薬物の副作用がないことが診断の条件になる。

講演では、その下位カテゴリーのなかから、「疼痛性障害」（ある部位に痛みや違和感が常時生じて日常生活にも影響するほどであるに、その部位に器質的病変が検出できないもので、身体表現性障害のひとつとして分類される）と「身体醜形障害」（自分の身体のある部位に対し醜《みにく》いと思い込み、強くこだわる状態で、これも身体表現性障害のひとつに分類される。「そんなこと言われたくない」の項参照）について詳しい説明があった。

そして、疼痛性障害における薬物治療としてSNRI（選択的セロトニン・ノルアドレナリン再吸収抑制薬）、SSRI（選択的セロトニン再吸収抑制薬）を挙げ、これらは抗うつ薬としてよりも、末梢性のセロトニン、アドレナリン抑制作用に伴う疼痛を除去する、いわば「痛み止め」と考えて用いるべきだ、と述べた。

その後、一般演題が三題講演された。タイトルだけ紹介しておくと、

「白内障術後の頑固な非器質的疼痛の二例」（気賀沢ら）
「特異な経過を辿った成人の非器質的視覚障害の二例」（若倉ら）
「眼球打撲後に求心性視野狭窄を呈した一症例」（勝海修ら）
——である。

おそらく、類似ケースは多くの眼科医が経験しているはずだが、これまで臨床的解析、とくに精神医学的観点からのそれはなおざりにされてきた。

この研究会では、珍しい症例や学術的意義のある症例を取り上げるのでなく、むしろ卑近な症例を深く掘り下げて考え、患者の苦痛軽減、生活改善を図ることを主眼として、ともに勉強するつもりで運営したいと思っている。

犯罪のにおい

メチルアルコール中毒

もう二〇年ほども前だろうか――。

二十代前半のPさんが両眼失明状態で眼科に転科し、私の担当となった。彼は、実家で酒をしこたま飲んで気分が悪くなり、三日ほど寝ていた。目がぼやけていることに気づいたが、「そのうち治る」と思っていた。やがて義姉に連れられて内科を受診、ただちに入院となったが、症状の主体は「眼科」ということで、転科の次第とあいなった。

視力は〇・一などと数字で表すことになっているが、彼の場合、数字に表せるところに至らず、両眼とも眼前二〇センチのところに出した指の数がようやくわかる程度であった。

診察の結果は、眼球自体に病変はなく、網膜に入った信号を脳に伝える視神経の機能が障害されていることがわかった。

話を聞くにつれ、ことの次第がいくらかわかってきた。

先ごろ父親が亡くなり（母は数年前に亡くなっている）、実家での葬儀が終わったある夜、兄と酒を飲んでいて、その後、いつの間にか気分が悪くなって寝ていたのだという。

私は、失明原因として有名なメチルアルコールの混入を強く疑ったが、発症から一週間以上経過しており、血中から証明する手段はもはやなかった。

Pさんは、二人兄弟の兄に「たいへんお世話になっている」という。

「お兄さんと飲んでいるときに、これからのことや、相続の話は出ませんでしたか？」

と聞いてみたが、

「あまりそういう話はなかった」

とあいまいな答えである。

「どういう酒をどのくらい飲んだのか」、「いつもと味は違わなかったか」、「その酒はどこかに残っているか」、「兄に不満はないか」など、犯罪のにおいのする質問はしにくく、さらに兄や義姉を呼んで事情を聞くなど、臨床医の立場でなすべきことかどうか思い悩んだ。

併診の内科医に相談すると、彼は教授にも相談したうえで、「不審死の場合は警察への届出義務があるが、この例では（死ではないので）義務はない」と結論してきた。「関わりたくない」という調子での回答であった。

Pさんは視力の改善なく退院したが、その後再診せず、いまだに心残りの症例である。

医師法第二十一条には、「医師は、死体又は妊娠四月以上の死産児を検案して異状があると認めたときは、二十四時間以内に所轄警察署に届け出なければならない」と、いわゆる「異状死の届出義務」を定めている。

この条項は、二〇〇四年十二月に起こった、帝王切開手術の既往のある前置胎盤の女性が帝王切開手術時の癒着胎盤剥離中に大量出血し、止血操作中に死亡した「福島県立大野病院事件」で、担当医師が「届出を怠った」として違反が問われ、にわかに注目された条文である。

大野病院事件では、この条項違反で医師が「逮捕」された。福島地裁は無罪判決を出し、検察は控訴を断念し、二〇〇八年八月、ようやく無罪確定した。

だが、医師が「逮捕」された事実は残り、外科医としてもっとも脂の乗りきった年齢にある担当医は、臨床医として長いブランクを経ることになり、これは本人にとってはもちろん、医療資源という観点からも大きな損失となった。

人間共通の性《さが》なのだろうが、患者やその家族は、医療における不満足な結果を、自身や疾患のせいにするよりも、病院や医師や治療のせいにしがちである。

そういうことは、不条理ではあっても「職業上止むを得ない」こととして受け止め、甘受して対応するよう医師は臨床現場で教育されている。いちいち反論するよりも、患者や家族（ときには遺族）の気持ちの落ち着きどころを用意したほうがよいからである。

大野病院事件での医師の「逮捕」は、そうした常識的前提を理解しない愚行であったといわざるを得ない。

話がつい脱線したが、いいたかったのは、この二十一条は「死」しか規定していないことである。先の例のような失明は想定されていない。死に至らない暴行や事故などによる外傷でも、警察への届出は本人（または代理人）からで、医師からの義務はない。

しかし、外からわかるケガは別として、脳や目の障害などは素人には必ずしも自明でなく、届出がなされなかったり、遅れたり、遅れて証明ができなかったりと、被害者には不利になりやすい。

本例と大野病院事件とは二十一条をめぐって別々の問題を提起しているようにみえるが、医療という行為と犯罪性事件という、異質のものをゴッチャにしてこの条項を適用しようとするところに無理があり、法体系の見直しが必要であるということをいいたかったのである。

目の障害はいかに重症でも、今日の日本社会のシステムでは軽視されがちである。

結果的過失

術後角膜感染

もうひとつの二〇年前のできごとは、品のよい七十歳代のSさんに起こった。彼女は白内障で、視力不良であったが、医師である夫の病気と死亡で、手術を延ばしつづけていた。四十九日の法要が終わり、やっと手術をする段取りになった。

私の執刀で眼内レンズが入れられ、手術は順調に終わった。まだ眼内レンズが普及して間もないころで、一週間の入院が予定され、手術翌日の裸眼視力は〇・六であった。

「よく見えるようになりました」

と喜んでいたのだったが、三日目の夜中、容体が急変した。

「目の痛みが強い」

との訴えがあり、当直医が呼ばれた。

充血が強く、角膜の中央付近に白い小さな混濁浮腫《こんだくふしゅ》があり、当直医は感染症を疑い、点眼と点滴で抗生物質を集中的に投与した。ところが……。

私が翌朝診察したときは、角膜全体が白濁し、前房蓄膿《ぜんぼうちくのう》（角膜と虹彩の間にある前房とよばれる透明な水で充填された空間に膿《うみ》がたまった状態）があった。硝子体術者と相談し、緊急手術を行なった。

失明こそまぬかれたが、視力はようやく〇・〇二というところであった。そのさい、術中採取の眼内液からは「ＭＲＳＡ」（メチシリン耐性黄色ぶどう球菌）が検出された。

数日して、Ｓさんがいちばん頼りにしているという実兄の内科医（某有名病院の元院長）が、私に面会を求めた。

私はカルテを見せながら、生じたことを包み隠さず話した。

すると、実兄は非常にショックを受けた様子で、おだやかな口調ながら、

「白内障手術なんて、安全にできるものでしょう」

そして、少しの間をおいて、

「ＭＲＳＡなら、間違いなく院内感染でしょう」

といった。

私も、「そうに違いない」と答えた。

当時、私は医学部専任講師という職位だったが、今後どう調査し、どう責任を取ればよいか、自分でもわからなかった。

そうこうするうちに、入院中のＳさんが私に、

「折り入って話がある」

といっているという。

内心ギクリとしながらＳさんの病室へ行った。すると、

「先生に会っていただいた実兄が、昨晩、家で息を引き取りました」

と涙をこぼすのである。いつも夕食後は、自室のロッキングチェアに座って、ブランデーを傾けながら音楽を聴いたり、テレビを見るのが楽しみだったが、そういう姿で息を引き取ったのだという。

Ｓさんは、夫の死、手術結果の不良、実兄の死と、不運不幸がつづき、どうしてよいかわからない様子であった。

その後の調査で、消化器内科病棟からＭＲＳＡ感染のある緑内障患者の院内依頼があって、ときどき病棟診察室で眼圧が測定されていたことがわかった。

当時、眼圧計のチップは患者ごとに交換することにはなっておらず、そこからの感染であった可能性があると思われた。眼圧計チップが角膜中央あたりに接すること、角膜障害が中央付近から発生したこともこれ（院内感染）を支持するが、どのチップからも菌は証明できなかった。

さて、私は不幸な結果になったＳさんに「何らかの補償をしたい」と思い、病院や、保険会社に相談した。

「その内容では支払いの対象にならない。患者さんが裁判を起こして、こちらが敗訴すれば支払い対象になる」

とのことだった。むろん、個人的にも医師賠償保険に加入しており、こちらが非を認めているのに、賠償の対象にならないというのは、素人的には納得がいかなかった。

金銭で解決できるものではないにせよ、それが社会の習いならそれに従

ってやるしかない。私はSさんにそのことを説明し、

「自分からいうのもへんですが、裁判を起こしませんか」

とすすめてみた。頼んでみたというべきであろうか。しかしSさんは、

「先生にはできるだけのことをしていただきましたので、そんな気は毛頭ありません」


と固辞するのであった。「無過失補償制度」は、医師の過失を証明できなくても患者に金銭で補償する制度で、前回触れた大野病院事件のあと、出産時の脳性麻痺に対してのみ平成二十一年から適用された。しかし、これはあらゆる医療行為に早急に適用すべきである。それが先進国としての責務というものである。さらにSさんのように、医療側からも自ら非を指摘できるような「結果的過失」に対しても補償制度を導入してもらいたい。

国が医療補償に対して国庫から支出するのが理想だが、そこまで国の意識が高くないとすれば、補償保険のようなかたちで、医師自身や病院側にも保険料を負担させれば財源確保もでき、実現可能だと考えるがどうであろう。

わたしの病気の履歴書

某大学病院に手術入院した。入院初日、ローテーション中の医学生がやってきて、わたしの既往歴について詳細に聴取していった。

わたしは来年還暦を迎えるが、思えばこれまでいろいろな病気をしてきたものである。最初は小学五年生の、正月のことであった。

尿に変な色がついていることに気づいた。くる日もくる日も赤茶色のおしっこが出るので、母親におそるおそる、

「赤茶色のおしっこが出るのだけれども」

と話した。

「おしっこをこの牛乳びんにとって、すぐN医院に行ってらっしゃい。電話をかけておくから」

もう日が暮れていたが、家から三〇〇メートルほどのところにある医院に、牛乳びんに詰めた赤茶のおしっこを持って訪ねた。

「おやおや、こんなことになっとるのか？」

N医師は絶句したようにいった。しばらく試験管がある、狭くてうす暗い実験室のようなところに入って、その医師は何かしていた。そして、きらいな注射をわたしに打ってから、こういった。

「うちへ帰って寝ていなさい。あした行くから」

翌日、N医師が家にやってきた。

寝ているわたしを診察し、両親のほうを向いていった。

「血尿がひどい。とにかく安静だ。半分の人は薬で治るが、あとは慢性になる。これになることもある」

と手を合わせる動作をするのである。

母と、一緒にいたお手伝いさんは仰天するばかりで、父はけわしい顔で医師をにらみつけ、わたしはこわくて布団をかぶってしまった。医師はまた注射をし、あとで薬を取りにくるよう指示して帰った。

当時の医師は偉くて、それ以上はみな何も聞けなかった。もちろん注射や薬が何なのかもわからない。医師が帰ると父は、

「あんなことを子どもの前でいう医者は自信のない証拠だ。スマさん（お手伝いさん）、こんどあのヤブ（医者）がきても家へ入れるんじゃないぞ。マサト、あんな医者のいうことなんか信用せんでいいからな」

というなり、部屋を出て行ってしまった。

父は医師ではないが、その烈火のごとき怒りで、いくらか安堵した記憶が残っている。

やがて、父の旧制高校時代の同級生だという、のちに東京女子医大小児科教授になったK医師と、その後輩のO医師が往診するようになった。「糸球体腎炎」の診断のもと、三学期はまるまる病欠となったが、食事療法をみずから勉強した母の丹精を込めた料理がかくべつにうまかったことは、いまでも記憶の底に焼きついている。おかげで六年生の四月には復帰できた。

すでに鬼籍入りしている両親の深い愛情を思い出すできごとであり、

「ヤブでない医師になりたい」と、どこかで思うようになりはじめた原体験である。

はじめて入院したのは、教室の親善野球でひざを「ねんざ」したときである。その次は「尿路結石」で二度入院した。その痛みといったらなかった。いずれも二十～三十歳代のことである。

その次の二回は手術入院で、耳鼻咽喉科にお世話になった。

一回目は四十二歳のときで、「声帯白板症」(病理診断は喉頭がん)で手術したときであった。そして今回(二回目)は人生五回目の入院で、鼻出血をくり返す「出血性末梢血管拡張症」があるため、鼻粘膜を剥離して植皮を行なう手術を受けたところである。

時代とともに、医療側が患者に説明する内容や姿勢は変遷している。インフォームド・コンセントはいまやどの医療機関でも行なわれるが、そのなかでリスクをどれだけ述べるのか? 副作用やリスクの情報は受ける側にとって非常に目立つ情報なだけに、正当に理解されない可能性がある。

手術は二度とも全身麻酔下であった。一度目は、リスクについてまったく説明はなかった。そういう時代だったのであろう。

今度はというと、こと細かに全身麻酔に関するリスク説明を受け、ビデオも見せられた。喉頭がんの手術を受けているので、麻酔合併症のリスクが高くなるという。

そして、「これまで当施設で麻酔中・麻酔後に発生した偶発症の一覧」という文書がついた「全身麻酔依頼書」に同意のサインをした。

その偶発症一覧には、呼吸停止、心停止、肝不全、肺塞栓、脳内出血、悪性高熱症から片肺挿管、気管チューブ接続外れ、気管チューブ折れ曲がり、点滴もれ、薬物取り違え、薬物過量、薬物不足など、明らかに医療過誤と思われる事象まで八八項目が載っている。たぶん、病院評価機構の認定を受けるために、このようなものをつくったのだろう。

入院前に、「いちおう身辺は整理しておかなくては」という気になったのも事実である。

さいわい無事生還してきた。医療と患者の関係を改めて見つめるよい機会となった、五回目の入院であった。

若倉 雅登（わかくら まさと）

1980年北里大学大学院医学研究科博士課程修了、医学博士。グラスゴー大学シニア研究員、北里大学医学部助教授（眼科学担当）を経て2002年11月より、医療法人社団済安堂井上眼科病院院長、東京大学、北里大学非常勤講師。専門は主として神経眼科（眼窩、斜視を含む）。2006年11月会長として国際神経眼科学会総会を増上寺で開催。現在、日本神経眼科学会理事長、アジア神経眼科学会会長、日本眼科学会評議員、日本眼科手術学会理事、メンタルケア協会評議員。

主な著書：「目は快適でなくてはいけない」「目力の秘密」（共に人間と歴史社）、「三流になった日本の医療」（PHP研究所）、「アトラス　視神経乳頭のみかた・考え方」（医学書院、共著）、「中途視覚障害者のストレスと心理臨床」（銀海舎、共著）、「解決！目と視覚の不定愁訴・不明愁訴」「続・解決！目と視覚の不定愁訴・不明愁訴」（共に金原出版、編著）、「神経眼科をやさしく理解するための視覚と眼球運動のすべて」（メジカルビュー社、共著）、「これで解決！眼のトラブル相談室」（共同通信社、共著）など。近年は医療エッセイを手がけている。

目《め》の異常《いじょう》、そのとき

2010年10月10日　初版第1刷発行

著者　若倉雅登
発行者　佐々木久夫
発行所　株式会社人間と歴史社
東京都千代田区神田駿河台3-7　〒101-0062
電話　03-5282-7181（代）／FAX　03-5282-7180
http://www.ningen-rekishi.co.jp
装丁　安東洋和
印刷所　株式会社シナノ

ISBN 978-4-89007-178-4

ガンディー「知足」の精神

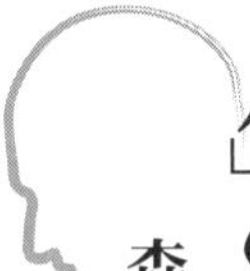

森本達雄 編訳

「世界の危機は大量生産への熱狂にある」「欲望を浄化せよ」——。ガンディーがあなたの魂の力に訴える！

本書はガンディーの思想のエッセンスをキーワードをもとに再構成。
「文明は、需要と生産を増やすことではなく……欲望を減らすこと」というガンディーの「知足」の精神は今日の先進社会に生きる我々への深い反省とメッセージである。本書には、現代人が見失った「東洋の英知」ともいうべき精神のありようが、長年の実践に裏づけられた珠玉の言葉としてちりばめられている。

定価：2,100円（税込）

ISBN 978-4-89007-168-5

タゴール 死生の詩

森本達雄 編訳

深く世界と人生を愛し、
生きる歓びを最後の一滴まで味わいつくした
インドの詩人・ラビンドラナート・タゴールの
世界文学史上に輝く、
死生をテーマにした最高傑作

定価：2,100円（税込）

ISBN 978-4-89007-131-9